名医教你育儿防病丛书

总主编　陈永辉

小儿肥胖

主　　编　琚　玮

副 主 编　王素亭　郑春燕

编　　委　琚　玮　　王素亭　　郑春燕　　高国财

典迎宾　　王志敬　　徐君君　　张小华

U0335213

中国中医药出版社
·北　京·

图书在版编目（CIP）数据

小儿肥胖 / 琚玮主编 . —北京：中国中医药出版社，2019.3
（名医教你育儿防病丛书）
ISBN 978-7-5132-4825-9

Ⅰ.①小… Ⅱ.①琚… Ⅲ.①小儿疾病—肥胖病—防治 Ⅳ.① R723.14

中国版本图书馆 CIP 数据核字（2018）第 052804 号

中国中医药出版社出版

北京市朝阳区北三环东路 28 号易亨大厦 16 层
邮政编码　100013
传真　010-64405750
河北省武强县画业有限责任公司印刷
各地新华书店经销

开本 710×1000　1/16　印张 12.75　字数 161 千字
2019 年 3 月第 1 版　2019 年 3 月第 1 次印刷
书号　ISBN 978 - 7 - 5132 - 4825 - 9

定价　49.00 元
网址　www.cptcm.com

社 长 热 线　010-64405720
购 书 热 线　010-89535836
维 权 打 假　010-64405753

微信服务号　zgzyycbs
微商城网址　https://kdt.im/LIdUGr
官 方 微 博　http://e.weibo.com/cptcm
天猫旗舰店网址　https://zgzyycbs.tmall.com

如有印装质量问题请与本社出版部联系（010-64405510）
版权专有　侵权必究

《名医教你育儿防病丛书》
编委会

　　作为一名儿科医生，三十余年来我致力于儿科疾病的临床实践，亲眼目睹了许多家长面对生病宝宝的束手无策以及"病急乱投医"的做法，导致宝宝病情无改善甚至加重，最终贻误病情，令人痛心！每当这个时候，我就会萌生这样的想法：将家长培养成孩子的第一任保健医生——在日常生活中能科学育儿，积极预防疾病的发生；一旦宝宝病了，能明白是怎么回事，能简单处理，减轻孩子的痛苦，减少去医院的次数，避免过多地服用药物和过度医疗。

　　现阶段，"就医难，看病贵"的情况仍然存在，尤其儿科，有限的医疗资源不能满足广大患者的需求，使小儿就医显得更加困难。培养爸爸妈妈成为宝宝的家庭保健医生是一件必要且十分有意义的事情。但这需要家长付出十分的用心，相信每位爸爸妈妈都愿意并乐意为宝宝"用心"。

孟母育儿，曾三迁，我们育儿，无须周折，只要您每天用心学习一点点，宝宝就可少受病痛折磨，少去医院，少服药物。这就是我们编写此套丛书的初衷，从一个家庭保健医生的角度出发，使家长们认识了解常见的儿童疾病，掌握简单的家庭调养方法，更好地呵护生病的宝宝，预防疾病的发生。

愿此套丛书能帮助更多的家长科学育儿，使更多的宝宝开心健康成长。

陈永辉

2018 年 1 月 1 日

编写说明

INTRODUCTION

　　肥胖是一个全球性的公共卫生问题，特别是儿童单纯性肥胖，近年来由于人民生活水平的提高、饮食结构的改变及活动量的减少等，儿童单纯性肥胖的发病率显著升高。我国城市儿童的肥胖率较欧美等发达国家低，但增长速度远远高于发达国家，肥胖对儿童生长发育的影响也日益受到关注。肥胖除影响儿童生长发育及性发育外，还可引起一系列疾病。目前，糖尿病、高血压、冠心病和动脉硬化的发生已提前至20～30岁，严重影响了孩子们的生活质量。

　　面对一个个小胖墩，很多家长寄希望于各种减肥药物，结果总不如愿。其实，对肥胖儿童有些确实需要医生干预，但更多的还是健康教育和家庭护理，这是非常必要也是非常重要的。通过健康教育及家庭护理指导，使患儿能合理控制饮食，增加运动，正确对待肥胖，消除心理障碍，积极减肥，养成良好的生活习惯，对早期治疗和预防肥胖有积极意义。

本书以问答的形式详细介绍了小儿肥胖的定义、诊断、病因、中西医防治方法、饮食调养、家庭护理等患儿家长所关心的问题。其内容涉及面较广，力求做到深入浅出，通俗易懂。希望一册在手，犹如是一位经验丰富而又不厌其烦的医生伴随在患儿家长左右，告诉各位妈妈如何通过日常生活调理，使宝宝保持身材又健康。从此，家长在孩子体重过重时不再惊慌失措，也不会有病乱投医，盲目给孩子吃各种减肥药。

本书中涉及的减肥方法因人而异，应针对小儿的不同情况予以慎重选择，必要时请遵医嘱。本书在编写过程中参阅并引用了许多相关著作及文章，恕未予以一一注明，谨向原作者致以衷心的谢忱。由于作者水平所限，书中错误、疏漏之处在所难免，敬请各位同道及广大读者批评指正。

《小儿肥胖》编委会
2018 年 5 月

扫一扫，加入中医育儿圈

目 录
CONTENTS

NO.1
到底什么是小儿肥胖症

NO.2 为什么我家的孩子比别人家的孩子长得"壮"

我家孩子得了肥胖症了吗

NO.4
小儿肥胖症的最新中西医治疗方法

NO.5
孩子得了肥胖症，父母是最好的保健医

NO.6
告别小胖子从吃开始——药食同源

NO.7
预防、养护与康复

NO.1

到底什么是小儿肥胖症

儿童期肥胖症目前已成为危害儿童的主要疾病。近年来，在北京、上海等大城市学龄儿童的肥胖率平均已高达10%以上，有些年龄组已超过20%，且据研究显示，本病的发生与父母有很大关系。

1 孩子吃得胖也是一种病吗

1岁的小龙龙从小就特别喜欢吃甜食，家里就他一个孩子，爸爸妈妈都十分疼爱他，且爸爸妈妈认为孩子吃得越胖越好，吃多少给多少，以致才1岁的小龙龙，体重就达10千克。小龙龙爸爸妈妈的想法对吗？孩子吃得越胖越好吗？

其实，并不是这样的，随着生活水平的提高，儿童期肥胖症的发生率也在上升，像龙龙这样的孩子已经非常常见。这是由于生活水平的提高与营养学知识和卫生知识的普及未能同步而造成的。父母过度溺爱孩子，孕期及孩子出生后过度补充高营养食品，或喂养不当，饮食不加节制，导致孩子体重增长过快。到医院进行儿童体检时才发现孩子已经患上小儿肥胖症了。

肥胖症是由体内脂肪积聚过多引起的，是常见的营养性疾病之一。医学上将体重超过按身长（高）计算的平均标准体重20%的儿童，称为小儿肥胖症。它不单单表现为体形上的臃肿和笨拙，同样也会给健康带来各种各样的危害。现代医学已明确指出，单纯性肥胖是由于过度营养、运动不足和行为偏差等非内分泌代谢原因所引起的长期能量摄入大于消耗而导致的全身总脂肪组织过多的慢性疾病。其诊断标准，当人体脂肪含量超过标准的15%，即为肥胖。这个数值若以体重计算约为超出标准体重的20%。在医院的门诊治疗中，因肥胖而并发小儿高血压、高血脂和脂肪肝等情况者并不少见，通常还给患儿带来精神上的痛苦和心理上的问题，更是成人期肥胖的前奏，是进入成人型糖尿病、高血压、冠心病、胆石症等疾病的准备阶段。另外，肥胖还会引起心肺功能不全，性发育异常。在心理测试中，肥胖孩子的自我意识受损，自我评价低，不合群，比正常体重的孩子有更多的焦虑感，幸福感和满足感差。因此，1997年世界卫生组织在世界肥胖大会上明确指出，肥胖症已成为影响人类健康的一种全球性流行病，将是人类的一场灾难。

专家提醒

很多家长对孩子"胖"的认识存在一定的误区，他们认为，胖一点没什么，胖就是健康，肥胖是福。这是不科学的，孩子一旦得了肥胖症，包括身体和心理健康都会受影响，家长要警惕小儿肥胖。

2 什么样的孩子才称为肥胖

勤勤的爸爸妈妈都是老师，平日里工作忙，就让勤勤跟爷爷奶奶一起住，爷爷奶奶很娇惯小孙女，经常给小勤勤买零食吃，以致11岁的小勤勤身高140厘米，体重就达到了50千克，小勤勤已经成为院里有名的小胖墩了，爸爸妈妈非常担心孩子会得肥胖症，就带小勤勤来医院做评估。小勤勤能算肥胖儿吗？到底什么样的孩子才是患了肥胖症？评估肥

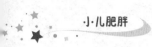

胖症的标准很多，下面介绍几种最常用的方法：

（1）目测法

观察身体外形、脂肪分布，可作为人群调查中初筛的方法使用。

（2）身高标准体重法

一般认为，体重超过其性别的身高 – 体重标准 20% 以上者为肥胖。≥ 20% ～ 29% 为轻度肥胖；≥ 30% ～ 39% 为中度肥胖；≥ 40% ～ 59% 为重度肥胖；≥ 60% 为极重度肥胖。此法为 WHO 推荐的方法之一。WHO 认为，身高标准体重法（又称身高别体重）是评价青春期前（10 岁以下）儿童肥胖的最好指标，因此在 1978 年向全世界推荐使用。本法是以身高为基准，采用同一身高人群的第 80 百分位数作为该身高人群的标准体重。亚洲其他国家除日本外也普遍采用该法判定儿童肥胖。本法的优点是简单，易于掌握，直观性强，使用方便。同时消除了种族、遗传和地区差异及发育水平的影响。在 10 岁以下儿童这个指标基本可以代表体内的脂肪含量，即当身高标准体重超过 20% 时相当于全身脂肪量超过正常脂肪含量的 15%。我国目前使用较多的参考标准有 1985 年 WHO 推荐的身高标准体重和 1995 年我国九市城区儿童身高标准体重。但 10 岁以上的儿童青少年，身体形态指标和体成分发生较大变化，身高和体重的关系波动很大。对于某一确定的身高值，不同年龄人群体重值很不相同。因此，对于 10 岁以上儿童及青少年不能用该法来评价肥胖与否。

（3）体重指数法（BMI）

体重指数法又称块指数法，即体重（千克）除以身高的平方（平方米），与儿科常用的 Kaup 指数为同一含义。成人 BMI ≥ 25% 即为肥胖，男性学龄儿童 BMI ≥ 18%，女性学龄儿童 BMI ≥ 17.5%，即可诊断为肥胖症。该指标是评价成人肥胖和消瘦的简便易行、普遍采用的指标，国际上使用较广。有研究表明，人群 BMI 值能够预测疾病发生和死亡的危险性。而成人 BMI 值与疾病和死亡的危险性呈不对称的 U 形关系。国际肥胖工作组（IOTF）积极主张制定国际统一的儿童超重和肥胖的 BMI 诊断标准。2000 年 IOTF 以巴西、英国、新加坡、美国、荷兰和香港等 6 个国家和地区的 0 ～ 18 岁儿童横断面调查数据作为建立国际儿童 BMI 界点的参照，提出了 2 ～ 18 岁儿童超重和肥胖的年龄性别 BMI 国际诊断标准。同时指出该标准可能存在的问题。首先，由于缺乏青少年肥胖与未来疾病关系的信息，该指标只能提供统计学数据，实际应用时有一定的局限性。其次，是所选样本的代表性问题。种族差异、发育规律、生活水平等均对 BMI 值造成影响。因此，BMI 可以反映儿童及青少年体脂含量的实用性指标。肥胖是指体内脂肪积聚过多。根据调查结果，儿童正常体重指数为 15.5 ～ 21.2；15 ～ 19 岁男女青年正常体重指数为 18 ～ 22；20 岁以上为 20 ～ 24。如儿童期体重指数 ≥ 21，15 ～ 19 岁 ≥ 22 或 20 岁以上者 ≥ 24，则为超重；如儿童体重指数超过 22，15 ～ 19 岁超过 24，20 岁以上超过 26，则为肥胖。

（4）皮褶厚度的测量

常用测量部位有左侧肩胛下、肱二头肌、肱三头肌、上腹壁等。人体脂肪大约 2/3 储存在全身各部位皮下脂肪组织中，故皮褶厚度可作为衡量肥胖度的一个指标。目前倾向于进行多处测量，取其总和或均值。

（5）总体脂测量

直接测量总体脂含量的方法有体密度法、液体比重检查法。这类方法操作过程中需要受试者的配合，很难用于儿童。

（6）身高 – 理想体重评定方法

肥胖度 =（实际体重—理想体重）/ 理想体重。

肥胖度 ±10% 健美，15% ～ 20% 正常，大于 20% 肥胖，20% ～ 30% 一级肥胖，30% ～ 50% 二级肥胖，50% ～ 100% 三级肥胖。

（7）Broca（布诺卡）简捷计算法

标准体重（千克）= 身高（厘米）— 100（适用于身高 165 厘米以下者）

标准体重（千克）= 身高（厘米）— 105（适用于身高 166 ～ 175 厘米者）

标准体重（千克）= 身高（厘米）— 110(适用于身高 176 厘米以上者）

女性体重比男性相应减去 2.5 千克。这个方法有一定的局限性，但用它来大致估算自己是否超重，算不算肥胖，还是有一定的作用。

专家提醒

小勤勤的 BMI 是 25.5%，为肥胖，平时应注意饮食调养，节制零食，及时到医院规范治疗以防并发症的发生。

3 体重过重或超重就是肥胖吗

市儿童医院每 3 个月都会给儿童免费体检 1 次，今天又是市儿童医院免费体检日，诺诺妈妈在电视上看到了这则消息，就带诺诺过来体检了，体检完了医生告诉诺诺妈妈，诺诺有点体重过重，妈妈说孩子是不是得了肥胖症，医生说体重过重和小儿肥胖是有区别的，诺诺妈妈有点纳闷了，难道还有什么不一样吗?

超重和肥胖的区别：

（1）体重方面差异

体重过重是指人体的体重大于标准体重。身体过胖是指体脂男性超过体重的 20%，女性超过 25%。理想的体脂比：男性为 13% ～ 17%，女性为 18% ～ 22%。

（2）构成方面的差异

超重有两个原因：一是肌肉发达，二是脂肪增多。若是由于体内脂肪堆积造成超重，那么，这就是肥胖。若因肌肉发达造成超重，这就不能认为是肥胖。

因此，我们不能把体重作为衡量肥胖的唯一标准，而应以体内脂肪的数量作为衡量是否肥胖标准。

4 通过腰围可以判断是否肥胖吗

可可很爱喝饮料吃甜点，就连吃饭也得放糖，慢慢地可可就开始发胖了，可可妈妈怕孩子得肥胖症，打算这两天带可可去医院做一个评估。可可的姑姑是学护理的，正好放假回家，姑姑说不用去医院，姑姑拿来米尺在可可的腰上饶了一圈，说可可属于轻度肥胖。这样真能判断肥胖吗？

腰围确实可以作为判断肥胖的一个标准。腰围的大小和体重是成正比的，那么腰围超过多少可被视为肥胖呢？专家们指出，当一个人腰围超过 63.5 厘米时，可以认定其体重超重，健康可能会出现问题。此时应提高警惕，避免肥胖症的发生。当腰围达 76 厘米或以上时，可以判断这个人已经发生肥胖。绝大多数的肥胖者只要将体重减轻 10%，健康状态就会有较大的改善。按照腰围的比例测试一下你的体重是否超标，如果超标，那减肥就是必须要做的事情了。当男性腰围达 102 厘米或以上时，女性腰围达 89 厘米或以上时，可以诊断为中、重度肥胖。腰围是反映脂肪总量和脂肪分布的综合指标，常用来衡量腹部肥胖程度，特别是对于那些体重指数虽然正常，但腹部脂肪多的人，腰围超标可以作为独立诊断肥胖的指标，也就是说，只要你的腰围超过正常标准，即使你的体重正常，也一样被视为肥胖。

另外，还有一种简单易行的方法可以判断自己的孩子是否肥胖，那就是腰臀比，即腰围和臀围的比值，监测的重点是腰围。用有刻度的软尺，在第 12 根肋骨的最下缘和胯骨的最上缘之间的距离中取其中位，大约在肚脐的水平线附近，紧贴皮肤，但不挤压肚子，环绕一周，所得数值为腰围，可精确到 0.1 厘米。人体前面耻骨联合到背后臀大肌的最凸处环绕一周为臀围值。一般来说，未育女性腰臀比一般在 0.67～0.80 为健康，男性腰臀比≥0.9、女性腰臀比≥0.85 可诊断为中心性肥胖。腰臀比可以很好地反映脂肪在腰腹部和内脏的堆积程度，可以预测相关疾病，如心血管疾病、糖尿病和乳腺癌的发生几率。

专家提醒

　　如果手上有卷尺的话，请你拿起卷尺，按照以上介绍的方法测量一下自己孩子的腰围，可轻松判断孩子是否肥胖。

5 肥胖度也是衡量肥胖的指标吗

　　肥胖度指相对于标准体重的肥胖程度，用实际体重/标准体重×100% 表示。肥胖度为 100%±10% 时，属于正常，一般我们成年人是胖还是瘦不是凭眼睛看就能测算的，可以根据以下公式算出自己是否瘦弱了点：用身高的厘米数减去 100 后乘以 0.9，得出的答案就是本人标准体重（千克）。如个人身高 180 厘米，标准体重就是（180－100）×0.9=72 千克，低于或高于标准体重 10% 都属于正常现象。如果你的实际体重低于标准体重 10% 以上，就要考虑自己是否偏瘦了。

专家提醒

　　肥胖度也可以作为衡量肥胖的重要指标，此法更为简单易行。

6 脂肪细胞的形状和数量对肥胖有影响吗

　　壮壮从小体重就比别的同龄孩子偏重，小身体胖胖的，是脂肪细胞过多吗？

　　人体内的脂肪细胞对于人的生长发育是必不可少的，脂肪细胞在人的一生中有三个明显的增殖期：①胎儿末期。②婴儿出生后第一年。③青春发育期（主要是青春前期和末期）。小儿肥胖的主要原因是脂肪细胞数量的增多和脂肪细胞体积的增大。脂肪细胞数量的增加主要是在婴儿期，婴儿期以后是脂肪细胞体积的增大，当婴儿期过多摄取饮食，尤其是含糖饮食，就会刺激体内产生过多的脂肪细胞，脂肪细胞的增多就为以后发展为肥胖奠定了基础，一旦以后营养过剩或失调，就会产生肥胖。

　　传统观点认为，脂肪组织只是一个惰性的能量储存器，它的主要功能是以脂肪的形式储存过多的能量，产生热量。

　　脂肪组织究竟是如何与肥胖相联系的呢？当科学家正式向肥胖宣战时，发现脂肪组织是一个活跃的内分泌器官，能够分泌大量的细胞因子或激素，如瘦素、脂联素、抵抗素、促酰化蛋白和肿瘤坏死因子、白介素6、血纤溶酶原激活物抑制剂Ⅰ等，从而参与或调节多种生理功能。除此之外，脂肪组织还可表达各种细胞因子或激素受体，以接受其他系统的调节，如神经内分泌系统和免疫系统。因此，脂肪组织可通过整合调

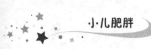
控网络来参与能量代谢、神经内分泌系统和免疫功能的调节。也就是说，脂肪组织不仅默默地储存能量，而且极其活跃地向大脑、肝脏、肌肉、生殖器官和免疫系统等发出强大的化学信号，指挥人体内的多种活动。大量的脂肪源性激素与肥胖有着千丝万缕的联系。目前认为，瘦素具有调节能量平衡的作用。在正常情况下，脂肪细胞分泌的瘦素是体内的能量感受器，可提示能量已经足够、不要过多。瘦素通过血脑屏障到达大脑海马区，刺激相应的神经细胞来降低食欲，以减少能量的摄入，并增强运动欲望以增加能量的消耗。大量的瘦素又可通过调节血压、肌肉及胰岛的各种生理活动来增加身体的能量消耗，调节能量平衡。在饥饿和体重下降的个体中，瘦素水平明显降低，并伴随饥饿感增强和身体能量消耗的减少。相反，在肥胖个体中，因为脂肪组织的比例较高，由脂肪细胞分泌的瘦素浓度远高于常人，而且肥胖者可能对瘦素产生耐受，其机制还不清楚，所以肥胖者瘦素水平一般都较高，并存在胰岛素抵抗。

专家提醒

　　不是所有宝宝都是脂肪细胞过度增多。防止宝宝过度肥胖要从孕期开始，保证良好的生活方式与喂养方法能有效地降低肥胖的发生率。

7 如何测定体内的脂肪

　　小妍丽一家三口都吃得很胖，爸爸为了减肥，办了一张健身俱乐部的会员卡，每周日都要带小妍丽去俱乐部健身。最近俱乐部刚装上了生物电阻测脂机，小妍丽爸爸赶紧给小妍丽测了一下。这种测脂机测量脂肪的方法准吗？还有什么别的测脂法吗？

用生物电阻测脂机测量脂肪的方法称为生物电阻测量法，主要是通过脂肪和肌肉的不同导电率算出全身脂肪。利用人体瘦组织是良导体而脂肪是绝缘体的特性，通过不同的电极向人体发放电流，进而测量人体电阻，再将测试结果代入含有身高、体重、性别、年龄的方程来计算人体脂肪含量和比率。这种测量方法比较方便，基本上每个健身房都有。

下面介绍几种其他测脂法：

（1）皮脂钳测量法

皮脂钳测量法是一种利用测定人体多点皮下脂肪厚度来计算体内脂肪含量百分比的方法。用皮脂夹测出身体特定部位的厚度，通过人体在水中的重量和陆地的重量的不同，经过一系列计算算出全身脂肪。这种方法与计算过程所使用的人体模型十分有关，欧美人体模型的数据不能在亚洲使用，日本人的模型也不能很好地计算中国人的数据。由于这一方法操作简便，所以近几十年很多国家曾普遍采用过。

（2）基于 ARM 的人体脂肪测量仪

为解决传统的人体脂肪测量仪只测量人体的全身阻抗，不能反映人体各个部位脂肪分布情况的问题，提出了人体阻抗分布模型和分段阻抗计算公式，进而测量人体不同部位脂肪含量的方法，并设计完成了一种基于 ARM 处理器的人体脂肪测量仪。该仪器以 ARM 处理器 S3C2410 为核心，外扩激励信号源、信号采集和处理、放大电路及整流滤波等电路，在嵌入式 Linux 操作系统下实现了对人体脂肪的测量和分析。实验结果表明，该仪器比传统的人体脂肪测量仪检测精度高，能反映人体脂肪分布状况。

（3）水下称重测量法

水下称重测量法是一种利用测定人体的排水量、人体瘦体重的密度和脂肪组织的密度来计算出体内脂肪重量，进而计算出体内脂肪含量百分比的方法。这种方法误差小，精度高，但是需要专门的测试空间和工具，且操作步骤较多，只适合试验室测试，不适合大众自我测试。水下称重法的原理也十分简单：人体脂肪的比重大约是0.8千克/升，脂肪外其他组织的平均比重大约是1.0千克/升。称量人体在空气中的重量、在水中吸饱气时的重量及在水中尽力呼完气后的重量，就可以通过简单的计算求出人体脂肪的总重量了。

（4）双能X线吸收测量法

双能X线吸收测量法是一种利用身体不同组织（矿物质、瘦身体、脂肪）对X光吸收率不同的原理来测量体内脂肪含量的方法。测试中采用小步距对两个低辐射源同步检测。这种方法是相对较新的方法，精度较高，但测试费用昂贵，测试时间长（每人10～20分钟），只能供高级实验室使用，无法在实验室外进行。

（5）近红外线测量法

近红外线测量法是一种利用近红外线对人体不同组织穿透反射程度不同的原理来测量体内脂肪含量的方法。测试多将人体肱二头肌作为主要测试部位，将测试数据代入含有身高、体重、体形、活动量水平的方程就可计算出受试者体内脂肪含量的百分比。这一方法已经较为普遍地在实验室外得到应用，原因是此法所需仪器便宜，测度步骤简单。但由于每次探头对身体组织的压迫力不同，对同一受试者所测量出的数据往往也不一样，因此这种方法的测试精度较差。

（6）核磁共振成像

核磁共振成像是一种基于X光，利用人体组织细胞在磁场作用下被"激发"程度不同这一特性来测量体内脂肪含量的方法。一次测量大约需要30分钟，测量设备昂贵，虽然测试精度高，但此法只适合在高级实验室使用。

（7）瘦体导电测量法

瘦体导电测量法是一种基于人体（非脂肪）瘦体是良好电流导体的原理来测定身体瘦体重的方法。尽管此法精度较高，测试时间只需10

秒，但由于测试仪器昂贵，应用范围限于高级实验室。

（8）计算机控制（X线）断层扫描术

CT中的X射线管产生的一束环绕人体的X射线被探头所接受产生身体断面信息，计算机运用复杂的算法构建出人体内的组织影像。此法设备昂贵，人体又处于辐射中，因此只限于实验室应用。

（9）排空气测量法

此法测量原理与水下称重法类同，是一种利用人体排出空气的体积来计算身体密度，进而计算出脂肪含量和比率的方法。在测试所需的20秒内，测试者坐在一个密封仓内，所排出空气的体积由连于计算机的传感器测出。此法所需设备昂贵，不便于在实验室外进行。

专家提醒

肥胖是脂肪过度堆积而成，要判断孩子是否肥胖，测脂法要比体重测量法更为精确。

8 现在小儿肥胖的发病率如何

市儿童医院每星期六上午都举行"健康宝宝"评选活动，6岁的小女孩佳佳在爸爸妈妈的带领下兴冲冲地来到市儿童医院，报名参加该活动。经过一系列体检，最后医生惋惜地告诉佳佳的父母："孩子太胖了，已经超过了正常体重的25%，达到了中度肥胖的标准，不符合报名条件。"乘兴而来的佳佳只好噘着嘴巴败兴而归。据主持这项活动的负责人说，在报名参加这项活动的所有小朋友中，像佳佳这种情况的很多。随着生活水平的提高，我国肥胖患儿越来越多，那么，现在小儿肥胖的发病率到底如何呢?

小儿肥胖是常见的营养性疾病之一,其发病率由于诊断标准不一而变异较大,国内报告为2.4% ~ 3.92%。《2009中国儿童少年营养与健康报告》显示,城市儿童膳食中脂肪提供的能量占总能量摄入的比例已从24.4%增加到35.9%,超过了中国营养学会建议的30%的上限。《中国0 ~ 6岁儿童营养发展报告(2012)》发布,城市和农村5岁以下儿童的超重和肥胖发生率逐年上升。2005年我国城市和农村5岁以下儿童的超重和肥胖发生率分别为5.3%和3.9%,2010年,别升至8.5%和6.5%。2012年中国疾病预防中心表示,我国18岁以下肥胖人群已经达到1.2亿。不仅城市儿童超重和肥胖问题日益突出,农村儿童超重和肥胖问题也逐渐显现。目前,我国青少年肥胖问题呈现出肥胖率每年持续增长、城乡存在差异、肥胖日趋低龄化等特征。从1985年首次体质健康调研至今的历次调研中,无论城乡,青少年超重、肥胖检出率呈持续增长的趋势。

根据流行病学研究,对我国儿童期单纯肥胖症的特点和预防可以得出以下一些初步结论:

(1)单纯肥胖症和超重的地理分布北片、南片高,中片低。

(2)脂肪重聚年龄为5岁。

(3)学龄前儿童单纯肥胖症中近半数来自生后3个月内所发生的肥胖。另外,相当一部分由生后3 ~ 4岁发生的肥胖延续而来。建议加强对这两个时期的喂养指导和生活安排。

(4)生后第一年是控制学龄前期肥胖的第一个重要时期,也是青少年期乃至成人期肥胖早期控制的第一道防线。脂肪重聚年龄(即生后5岁)则是第二道防线,要控制我国下一个十年肥胖检出率年增长率过快上升,应加强这两个年龄段的预防和管理。

(5)降低脂肪重聚比(ARR)的有效措施是防止孕后期3个月孕妇增重过速,加强母乳喂养,避免过度喂养和过早喂固体食物。

专家提醒

　　无论在经济发达国家或发展中国家生活优裕的群体，肥胖和超重正以惊人的速度在全球范围内增长，已构成21世纪全球医学和公共卫生的严重问题。令人关注的是儿童少年时期的超重和肥胖也呈日益增加和流行趋势。我国青少年肥胖已进入快速流行期，如果不及时预防控制，发展到发达国家水平将用不了10年。

9 "巨大儿"是怎么回事，胎儿也需要"减肥"吗

　　24岁的王女士怀孕了，丈夫怕她营养跟不上，就经常给王女士买一些营养品，马上就要到预产期了，王女士的丈夫带她做产前检查，检查各项指标都正常，唯有一点，医生说胎儿体形太大不适合顺产，只能剖宫产。没过几天，王女士就剖宫产下一白白胖胖的男婴，体重为4100克，医生说这个孩子是"巨大儿"。到底"巨大儿"是怎么一回事呢？

　　我国新生儿标准体重在3000～3300克，达到或超过4000克的胎儿都称为"巨大儿"。"巨大儿"的发生原因有很多，一般来说，主要与遗传因素有一定的联系，如父亲或母亲身材高大、体重过重或体格健壮，生下巨大儿的可能性较大。其次，与孕期营养过剩有关，许多孕妇认为吃得越多对孩子越好，在孕期只吃大鱼大肉和昂贵的保健品，导致自身体重严重超标，胎儿体重也随之猛增。另外，巨大儿也见于经产妇、过期妊娠及患糖尿病的孕妇。根据就诊孕妇情况的分析，大部分巨大儿都是由于孕妇的营养过分摄入所致。孕妈妈摄取的食物中热量过多，营养

不均衡，过剩的热量会使孕妈妈发胖，容易并发妊娠期糖尿病和妊娠期高血压，并且会使胎儿在母体里就开始发胖，形成巨大儿。胎儿体重过大不仅在分娩时容易造成难产，而且极易导致婴幼儿肥胖。77%的巨大儿会继续肥胖。

专家提醒

　　预防婴幼儿肥胖应从孕期开始，孕期需充足营养，但也应合理饮食，本来体形就较为肥胖的孕妈妈更应控制自己的饮食，关注自己体重的增加。

10 儿童肥胖症有哪些危害

　　苗苗今年4岁了，平常爱吃零食，妈妈觉得小孩子正在长身体的时候，多吃点儿零食没什么，就没在意，可4年过去了，苗苗就吃成小胖墩了。这几天苗苗不知怎么了，什么也不想干，动则气喘吁吁，妈妈赶紧给苗苗量了一下体温，36.2摄氏度，并不发烧，不像感冒，孩子又没有得过哮喘病。妈妈不知苗苗得了什么病，心里有些焦虑，就赶紧带苗苗去医院做检查。医生看完后告诉苗苗妈妈暂时没有什么大碍，只是由于孩子吃得太胖了，必须得减肥，否则孩子会出现一系列并发症，严重影响日后健康。苗苗妈妈听了心里有些疑惑，小孩子不是吃胖点好吗？难道吃胖也影响健康？吃胖了到底有哪些影响？

　　医生说的很对，当孩子体内脂肪过多、体重过大时就会给孩子的生活、学习带来诸多不便，且会严重影响孩子日后的健康。肥胖可引起人体的生理、生化、病理、神经体液调节等一系列变化，主要表现在：使人体的工作能力降低，甚至显著缩短寿命，增加新陈代谢和心脏负担；提高安静时的吸氧量；限制呼吸运动，导致肥胖－通气综合征；心包外层脂肪限制心脏舒张，影响心肺功能；糖尿病发病率提高1.4倍；心肌梗塞发病率增加1倍，冠心病死亡者有一半以上为肥胖者；易并发高血压、脂肪肝、胆结石、外科手术麻醉并发症、术后肺部感染等；反应缓慢，易遭车祸等外伤；体重过大，导致下肢关节炎、扁平足、脊柱滑脱；影响人体健美体态等。

专家提醒

　　孩子得了肥胖症对身心健康危害很大，而且还会影响到长大以后的健康，家长应摒弃错误的育儿理念，保证宝宝健康成长。

11 孩子长得胖会影响身高吗

　　11岁的小英子的爸妈都在化肥厂工作，平时没空照顾小英子，就把小英子放到爷爷奶奶那里，每周末把孩子接到家里来。小英子长得很讨人喜欢，小嘴也很会说话，爷爷奶奶很疼小英子，经常给小英子买很多好吃的，把小英子养得胖胖的，可是随着小英子慢慢长大，她的身高在同学中越来越矮，这是爷爷奶奶最担心的。爷爷奶奶没办法了，只好督促他爸妈带孩子去医院，医生给孩子量了一下身高，是134厘米，确实低于正常身高。医生说，孩子的爸妈也不算矮，孩子也不是营养不良，可能跟肥胖有关系。身高跟肥胖有关系吗？

　　肥胖儿童的发育通常比同龄人早且快，所以无论身高、体重和肌肉力量方面，确比同龄人占优势。他们往往在 14 ～ 15 岁时就"长成个了"，多数比同龄人高。但"好景"不长，一般女童 13 ～ 14 岁、男童 14 ～ 15 岁时会停止生长了，就是生长，其速度也比体重正常的同龄儿童缓慢，最终不及体重正常儿童，这就是我们经常看到的胖子大多不高的原因。

造成这种情况的主要原因有：①肥胖儿童常有偏食、挑食和贪食的习惯，使膳食中各种营养素的构成比例失去平衡。蛋白质是人体的"建筑材料"，如果膳食中脂肪及糖类的比例增高，蛋白质供给不足，身高增长必然受到影响。②生长激素分泌不足是肥胖儿童身高发育障碍的又一因素。肥胖导致垂体分泌生长激素减少，低于体重正常的儿童，最终使他们长不到正常体重儿童那样的身高。2 ～ 12 岁的儿童身高估算公式为：正常身高 = 年龄 ×7+70 厘米，如果低于正常身高 5 ～ 10 厘米，家长要带孩子到专科门诊看看了。

专家提醒

　　为了孩子成人后有一个理想的身高，要从儿童时期开始防治肥胖，养成良好的饮食习惯，不偏食、挑食和贪食，要使膳食中各种营养素的构成比例保持平衡。同时，积极地进行体育锻炼，促进身高和全身骨骼的增长。家长不要盲目给孩子使用增高产品，有些产品会导致骨骼过早闭合，错过最佳治疗时期。

12 肥胖症会影响小儿智力吗

　　小甜甜小时候长得白白胖胖的，而且小嘴巴十分会说话，左邻右舍的叔叔阿姨很喜欢小甜甜，常常逗小甜甜玩。可随着年龄的增长，小甜甜越来越胖，身体变得臃肿了，话也不爱说了，学习成绩也下降了。小甜甜的妈妈有些担忧，总是怕小甜甜会得肥胖症，影响智力。小甜甜妈妈的担心有必要吗？肥胖症会影响小儿智力吗？

回答是肯定的。我们在生活中经常碰到这样的肥胖儿，原先学习成绩在班里名列前茅，后随着肥胖度的逐渐加重，成绩也逐渐下降。原因包括以下几方面：

（1）肥胖程度的加重已引起大脑细胞及其周围组织的脂肪浸润，直接影响了大脑功能，使孩子智力减退。同时，肥胖可导致孩子呼吸困难、血液黏稠度高，孩子脑细胞出现不同程度的缺氧，造成孩子嗜睡、记忆力减退，对外界刺激反应迟钝，进而影响孩子的智力发育，尤其是那些经常吃洋快餐及油炸食品的孩子。油炸食品中含有大量的丙烯酰胺，丙烯酰胺可导致基因突变，损害中枢神经和周围神经系统，甚至可诱发良性或恶性肿瘤。

（2）心理因素也是很重要的。肥胖孩子的行动相对笨拙，容易产生自卑、抑郁心理，他们在集体活动或游戏中往往处于不利地位。由于经常被取笑，孩子胆怯与其他孩子一起玩耍，采取退缩态度，结果肥胖孩子的行为锻炼就相对较少，也使他们的智力发育不及普通孩子充分，在体能上消耗也相应减少，从而更加发胖。

（3）研究表明，脂肪会释放细胞激素，能诱发感染，干扰记忆能力和其他智力活动。

专家提醒

　　小儿肥胖症不仅影响身体健康，还会影响记忆力及智力的发育，故孩子得了肥胖症应及早治疗。

13 儿童肿瘤为何"偏爱"胖娃

来自洛阳的白白胖胖小男孩成成刚刚过完 1 岁生日，当家人还沉浸在快乐中时，医院里传来了噩耗，小成成被确诊患有恶性淋巴瘤。孩子这么小怎么就得了肿瘤？到底是什么因素导致的？

据天津市肿瘤医院儿童肿瘤科主任介绍，近年来儿童肿瘤患者明显增多，天津市肿瘤医院对近 5 年住院患者资料进行检索时发现，该院收治的最小肿瘤患者才出生 9 天。儿童肿瘤发病的高峰年龄为 5 岁以下，但和成人一样，儿童身体的各系统都能患肿瘤，常见肿瘤有恶性淋巴瘤、神经母细胞瘤、肾母细胞瘤、肝母细胞瘤等。胖娃娃尤其易患肿瘤，小胖墩在儿童肿瘤病房很常见。肿瘤的魔爪这些年的确越来越多地伸向了孩子。目前已经证实 6 种肿瘤与肥胖有直接关系。

专家提醒

儿童肥胖症的并发症很多，严重影响孩子的身体健康，因此家长应尽早进行防范，以免后患无穷。

14 下丘脑的脑瘤能引起突然肥胖吗

5 岁的彤彤很可爱，跟妈妈一起在城里生活，彤彤的妈妈平日里太忙了，很少陪彤彤出去玩，也很少注意彤彤的健康问题。爷爷奶奶很疼爱自己的小孙女，每周都要过来陪彤彤逛公园。这周末爷爷奶奶按惯例来陪自己的小孙女，两位老人十分细心，发现自己的小孙女突然长胖了，不想玩了，老是想睡觉，而且容易出汗，小便也比以前次数多了。爷爷担心孩子是不是病了，就督促孩子妈妈带孩子去医院检查。结果正如爷爷所担心的，彤彤确实病了，被诊断为间脑脑瘤，这下可把妈妈吓坏了。间脑脑瘤与孩子突然肥胖有关系吗？

下丘脑有两种调节摄食活动的神经核，腹内侧核为饱觉中枢，兴奋时发生饱感而拒食，腹外侧核为饥饿中枢，兴奋时食欲亢进而增加，二者相互调节，相互制约，在生理条件下处于动态平衡状态，使食欲处于正常范围而维持体重正常。下丘脑性破坏除了表现为普遍性肥胖（但也可有异常分布）外，尚有一系列其他表现，如食欲波动，可有剧烈的饥饿感，睡眠节奏反常，嗜睡或失眠，睡眠倒错（白天嗜睡、夜间不睡），低热，体温上午高于下午（正常人的体温是下午较上午高），两侧身体的皮肤温度不对称，脉搏或快或慢，血压升高或降低，出现尿多（即尿崩症）或尿少，多汗或无汗，或半侧无汗或多汗，半身皮下水肿，半侧皮肤发红，性功能减退等，使人感到有些琢磨不定的表现。医学上把由于间脑病损后所出现的这些表现称为间脑综合征，或下丘脑综合征。肥胖只不过是间脑综合征的一个组成部分。下丘脑是调节食欲的指挥部，其腹内侧核为饱觉中枢，当它被破坏时，则食欲大增，多食而引起肥胖。如果有颅脑感染、外伤、中毒等病史，在短时间内出现普遍性肥胖及上述大部分表现，就应考虑其发胖是否由此病引起。如果没有外伤、感染、中毒等颅脑病损原因，而又有上述肥胖等表现时，就应请医生进行颅脑CT、脑电图及间脑功能检查等以除外间脑肿瘤及其他病理所致的间脑性肥胖。同时，患者还可出现疲倦、嗜睡、性功能低下，这种患者大多性腺发育不全，缺乏第二性征，女性则有月经失调、闭经、不育等。

专家提醒

下丘脑性肥胖在儿童中最常见的病因为颅咽管瘤，在成人中则炎症、创伤及新生物刺激均可引起。治疗上主要是对引起下丘脑性肥胖的原发病因进行处理。

15 是不是肥胖孩子容易发生意外

一岁半的小轩轩吃得太胖了，刚刚学会走路，尽管慢慢悠悠的，也常常摔跟头。这次没走好，一下磕到路边石头上，还去医院缝了三针。小轩轩的妈妈很纳闷，跟自己家孩子同龄的小孩子都会走路了，为什么自己的孩子走路还这么笨拙，经常摔跟头？

为什么肥胖儿童同正常体重者相比发生意外事故的概率要高一些呢？原因大致有以下几个方面：

（1）婴儿期肥胖的儿童因为关节部位负重过多，容易磨损而导致关节疼痛，还容易发育成扁平足、膝内翻或外翻，以及髋关节内翻等畸形，这些症状是导致肥胖幼儿容易发生意外事故的原因之一。

（2）肥胖患者由于身体反应缓慢，对各种应激反应低下，难以适应环境骤变，易于发生各种意外伤害，造成骨折及严重的肢体伤害。

（3）肥胖儿童由于体重的关系，如果不小心绊倒，其冲击力要比其他孩子大得多，容易造成皮肤裂口。

专家提醒

　　小儿肥胖已成为社会问题，肥胖儿童应该成为家长及幼儿看护人员关注的重要对象，加强监护的同时加强对孩子的安全教育，使肥胖儿童发生意外事故的概率降低。

16 孩子肥胖会对家庭有何影响

　　炎炎10岁了，被诊断为肥胖症，许多小朋友都嘲笑炎炎，炎炎每每遇到这样的情况回家就哭，妈妈不想看女儿这样了，就带炎炎去医院减肥。医生帮炎炎做了检查，并制定了适合于炎炎的减肥方案。炎炎才治疗了半个月，爸爸一算就花去了近2千元，妈妈感慨说，买东西吃的时候要花钱，没想到吃胖了减肥更花钱，才半个月就把妈妈一个月的工资花完了。看来孩子肥胖对整个家庭都有影响。

　　孩子肥胖需要的各种花费对家庭来说是影响甚大的。这些花费不仅仅是金钱，还有感情及时间等各个方面的影响。首先，超重的人比一般人更容易得各种慢性疾病，而这些疾病需要更多的医疗花费。其次，父母的干预也很重要，换句话说，就是家庭环境很重要。这包括在购物时和餐桌上做出正确的选择，甚至在必要时付费寻求专业帮助。美国预防工作小组由独立专家组成，该小组称一些具体的减肥方案是有效的。可针对儿童的综合减肥方案可能又少又昂贵，而且保险公司也鲜有针对肥胖治疗的保险。

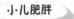

17 肥胖的孩子易患哮喘吗

3岁的小欣月活泼可爱，白白胖胖，经常喜欢和小朋友一起打闹，可不知怎么了，小欣月一玩得时间长了就上气不接下气。有一次太严重了，嘴唇都发紫了，妈妈赶紧把小欣月送到了医院，小欣月被诊断为小儿哮喘，妈妈就不解了，家族里没有哮喘病人，孩子怎么会得哮喘呢？

哮喘发病的原因有很多，但不外乎内因与外因，内因即体质因素，外因是环境因素。小儿哮喘与感冒、天气变化、运动过度、劳累、某些食物及药物、烟雾、花草树木、粉尘等有密切关系。其中感冒是引起儿童哮喘发作的最常见因素。

科研组对2005～2006年国家健康与营养普查获得的数据进行了研究，这些数据涉及大约4500名男性和女性。其中大约有1/3的人属于超重，另有1/3的人属于肥胖。12%的肥胖人士患有哮喘，与之相比，体重正常的人患这种疾病的概率只有6%。可能随着体质指数增加和腰围加大，患哮喘的风险也会升高。肥胖的人患哮喘的风险比正常体重的人高3倍。不过，目前还不清楚二者之间为什么会有联系。一些研究人员指出，由肥胖引发的炎症可能是导致肥胖人士更易患哮喘的一个因素。然而其他研究人员则认为，调节血糖的重要激素——胰岛素的抵抗，可能是导致这种联系的一个原因。

专家提醒

体格锻炼对长期患哮喘的儿童极为重要，可与药物治疗同时进行。体格锻炼可促进血液循环及新陈代谢，改善呼吸功能，增强肌肉张力，提高机体对温度和外界环境变化的适应能力，参加体育锻炼还可促进食欲，保持精神愉快，提高机体的抗病能力。

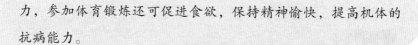

18 孩子吃得越胖免疫力越强吗

　　小佳欣经常感冒，妈妈就带小佳欣去医院咨询原因，医生说孩子的免疫力太差了。妈妈用怀疑的眼光看着医生，孩子吃得胖胖的怎么会免疫力差呢？小佳欣妈妈的怀疑有道理吗？孩子吃得胖免疫力就强吗？

　　小佳欣妈妈的怀疑是没有依据的，并不是孩子吃得越胖免疫力越强。婴儿生长发育的好坏并不是单纯以胖瘦程度来判断的，而是要看小儿身体各方面的生长发育情况。一般来说，胖瘦适中提示孩子营养正常，这些小儿生长发育大多也比较正常，从外表看小儿长得匀称、面色红润、头发黑密有光泽、皮肤细腻、皮下脂肪丰满、肌肉发达有力。而肥胖的孩子表面上看起来是胖乎乎的，浑身都是"肉"，但只要用手去摸摸，就会发现这不是肌肉，而是皮下脂肪。大量的脂肪堆积随着孩子的逐渐长大会带来一系列并发症。

　　婴幼儿的免疫系统尚未强固。随着年龄增长，孩子的免疫机能逐渐成熟，3岁以上孩子体内免疫血清的抗体浓度即接近成人，8岁后，整个免疫系统的抵抗力已和成人相当。

专家提醒

　　不是孩子吃得越胖免疫力越强，提高孩子免疫力主要通过培养孩子健康合理的饮食和生活习惯、增强体育运动实现的。

19 孩子体重越轻越好吗

　　孩子体重越轻越好这种观念是错误的。以瘦为美、瘦代表时尚是现代很多人的观点，特别是很多女孩，有时身材很匀称，甚至已经偏瘦了，还是要减肥。科学的观念是提倡健康体重，既不是越瘦越好，也不是越胖越好。关于体重，我们应该从三个方面理解：其一，肥胖有害健康。其二，减肥是要减去体内多余的脂肪。第三，体重过低也对健康有害。

　　目前，人们普遍认识到了肥胖对健康的危害。这是因为人体内过多的脂肪可引起人体生理和心理上的一系列变化，带来许多健康危害。但同时也应该知道，脂肪组织是人体必需的成分，有很多重要的生理功能。脂肪的作用主要为保护和固定器官，皮下脂肪有保温作用，供给必需脂肪酸，携带脂溶性维生素并促进其吸收利用。脂肪对于青春发育阶段的女孩来讲，尤为重要，如果体内脂肪积量不足体重的17%，就很难形成月经初潮，不利于生殖系统的发育及功能的完善，同时对于育龄妇女体内一定的脂肪含量也是必须的。因此，不能简单地认为脂肪含量越少越好，而是应该保持在正常范围内。

　　体重过低也会影响未成年人身体和智力的发育。体重过低同样影响孩子成年后体质，带来健康危害，体重过低与免疫力低下、月经不调或闭经、骨质疏松、贫血、抑郁等病证有关，孕妇体重过低还影响宝宝的健康。

专家提醒

　　虽然肥胖有种种危害，加之以瘦为美、瘦代表时尚等现代社会观点，特别是很多女孩，有时身材很匀称，甚至已经偏瘦了，还是要减肥。这种想法是不对的，尤其是处于生长发育期的儿童和青少年，不应盲目减肥追求瘦身材。

20 减肥时运动强度越大越好吗

10岁的菲菲今年上4年级了，学校里给4年级的学生开设了专门的健美操辅导班，菲菲很想去学，可老师不收，说菲菲太胖了不适合。菲菲听了倍受打击，下决心要减肥，于是每天课余时间都要到操场进行高强度锻炼，直至筋疲力竭才肯停止。这样没过几天菲菲就累倒了，现在只能在医院里打点滴。菲菲这样做不仅没有达到减肥的目的，还把自己的身体累垮了。菲菲这样减肥对吗？减肥时运动强度越大越好吗？

菲菲用运动的方法减肥是对的，可运动强度太大，不仅没有达到减肥的目的，还把自己的身体累垮了。体育锻炼要因人而异。运动强度也要根据每个人的锻炼目的、体质状况和运动习惯而定。既不是运动强度越大越好，也不是运动强度越小越好。

运动量过小达不到锻炼目的，运动量过大易引起过度紧张和过度疲劳，反而带来对健康的危害。过度紧张往往在一次大强度的训练或者比赛后即刻或短时间内发生，此时，运动的负荷超出了机体的耐受能力，会出现一系列反应，平时没有锻炼习惯、运动能力和体质水平较差的人，尤其有高血压、冠心病等慢性病的人，都要特别注意循序渐进的原则。另一方面，一次大强度、大运动量的锻炼还易引起运动损伤。没有锻炼习惯的人，肌肉力量较弱，反应能力、协调性等较差，对身体的控制能力相对弱，耐力水平也比较差，因此运动强度过大或者运动量过大时就容易出现肌肉拉伤、关节肌肉扭伤，或者比较严重的肌肉酸痛。

专家提醒

运动减肥要讲究适度，不可操之过急，否则不仅达不到减肥的目的，还会有损健康。

NO.2

为什么我家的孩子比别人家的孩子长得『壮』

1 孩子平常吃得不多，也不爱吃甜食，怎么也发胖

聪聪的父母在孩子 2 岁时因为感情不和离异，从此聪聪就跟妈妈一起生活。聪聪今年 5 岁了，身高 110 厘米，体重 32 千克，聪聪妈妈说孩子生性内向，不喜欢和其他小朋友交往，又懒于运动，经常在家里睡懒觉，可平日里并不贪吃，也不爱吃甜食，怎么会长这么胖呢？

肥胖症可发生于任何年龄，由多种原因引起。那么，引起肥胖的原因到底有哪些呢？

从肥胖症的类型来分，儿童肥胖主要有 3 种：

（1）单纯性肥胖

这一类肥胖主要是由于环境因素及营养过度造成的，孩子每天摄取的能量超过了其所消耗的能量，从而导致了大量的脂肪堆积在体内，引起肥胖。这种类型的肥胖占儿童肥胖的 99%。

（2）继发性肥胖

这一类肥胖是由内分泌紊乱或代谢障碍而导致的，发生率低，约占 1%。造成继发性肥胖的病因有胰岛素瘤、甲状腺机能减退、肾上腺皮质增生症、颅咽管瘤、肥胖性生殖无能综合征等。这一类的肥胖需经医生治疗。

（3）药物性肥胖

在治疗哮喘、肾病等过敏性和免疫性疾病时，由于服用了大量肾上腺皮质激素类药物，孩子会发胖，一般在停药后会恢复正常体重。

从引起肥胖症的因素来分主要有 4 种：

（1）多食

肥胖症的主要原因为过食。摄入热能超过了消耗量，因而剩余的热能转化为脂肪积聚于体内。父母肥胖者子女常有同样趋势。一个家庭的成员往往习惯于取食丰腴食品。小儿自幼年时期养成过食习惯，日久即出现肥胖现象。

（2）休息过多

缺乏适当的活动和体育锻炼亦为引起肥胖的重要因素。过胖的小孩不喜运动。在我们观察的肥胖儿中。绝大多数属于少动而多食的单纯性肥胖。在肝炎或其他疾病的恢复期间，往往休息过多，运动太少，以致体重日增。越重越不好动，形成恶性循环。

（3）遗传因素

肥胖儿的父母往往体胖，如果父母都明显超过正常体重，子代中约有 2/3 出现肥胖。如果夫妻双方有一人肥胖，子代显示肥胖者约达 40%。

（4）神经精神疾患

脑炎之后偶见发生肥胖症，下丘脑疾患或额叶切除后也可出现肥胖。有情绪创伤（如亲人病死或学习成绩低下）或心理异常的小儿有时也可能发生肥胖。

单从环境方面考虑，造成肥胖的主要原因有 4 种：

（1）儿童出生体重

国内外一些研究表明，高出生体重是儿童期肥胖的一个重要危险因素，随着出生体重的增加，儿童期超重及肥胖的发生率呈上升趋势，且高出生体重儿以患中度肥胖为主。

（2）儿童喂养方式

母乳喂养与儿童肥胖及超重的发生关系现在暂不明确，但毋庸置疑的是幼儿期提倡母乳喂养是非常必要的。人工喂养和过早添加辅食，容易造成过量喂养，供给高过需求，从而导致婴儿期肥胖。婴儿期肥胖可直接导致儿童期肥胖发生的危险性增加。因此，小儿出生后，建议母乳喂养，人工喂养应按小儿需求，4个月后合理添加辅食。断乳后应注意营养，避免过度喂养和不合理喂养，可有效减少儿童期肥胖的发生。

（3）不良的饮食结构和运动行为

研究表明，儿童肥胖的发生与饮食密切相关，每餐主食过多，经常吃油炸食品、甜食，进食速度过快，暴饮暴食，这些都是引起儿童肥胖的主要原因。另外，运动量少使得能量消耗过少，过多的能量以脂肪形式储存是导致肥胖的另一原因。所以，合理的饮食结构和运动行为对预防儿童肥胖有重要作用。

（4）家庭环境因素

儿童肥胖也与家长的观念有关，如在超重或肥胖儿童中，仍然有相当多的家长认为孩子体重正常。在这种认识下，势必会造成过度喂养或强迫进食，从而因能量摄入过多，导致肥胖。现在家庭多会对孩子溺爱，孩子失去了运动机会，身心发展受到严重影响。因此，父母的观念要改变，正确喂养孩子，让孩子养成良好健康的饮食习惯和生活习惯，保持身心全面健康。营造一个温馨舒适的家庭环境，给孩子一个温暖和谐的家，能够缓解儿童的心理压力，预防肥胖的发生。

专家提醒

聪聪的肥胖并不是饮食问题引起的，主要与心理因素有关。所以被确定为肥胖的孩子，应该及时到医院就诊，查找病因并在医生的指导下进行有效减肥。

2 产生肥胖的原理是什么

　　肥胖产生的实质原因就是能量的摄入与能量的消耗不平衡，无论是摄入过多，或者消耗过少，或两者兼而有之，多余的能量都会在体内转化成脂肪的形式储存起来。长此以往，最终导致了肥胖症。

3 肥胖症会遗传吗

　　良良的父母体形都偏胖，良良今年2岁了，身高70厘米，体重16千克，平素好吃懒动，零食不断，良良父母怕孩子长大了更胖，就带良良到专业医院正规治疗。医生告诉良良父母，孩子的肥胖症虽跟饮食习惯有关系，但遗传因素也可以影响。良良父母就纳闷了，肥胖症还可以遗传吗？

　　的确，肥胖症有一定家族遗传倾向。双亲胖，子代70%～80%出现肥胖；双亲之一肥胖，子代40%～50%出现肥胖；双亲均无肥胖，子代仅1%出现肥胖。单卵孪生者同病率亦极高。

专家提醒

　　父母均肥胖者，应高度警惕孩子肥胖症的发生。

4 肥胖症与基因突变有关联吗

科学家们发现，某些类型的肥胖症与一种基因突变有关，从而有力地证实了肥胖并非单由后天形成，先天也可引起。这种基因变异会破坏人体内能量的新陈代谢和食欲控制中心。当一个人已经吃饱了，体内脂肪的储存足够当天消耗时，食欲控制机制就会把这些信息传给大脑。如果没有激素信号通知大脑，一个人就会继续大吃下去，直到肥胖已危害到身心健康还是毫无察觉。

专家提醒

这一发现会为解决体重问题提供既有效又新颖独特的疗法，特别是一种可以模仿由这种新发现的基因而产生的蛋白质药物。理论上说，如果给不知饱的人已吃饱的信号，少量的食物就会满足他们的食欲。这种减肥方式与传统的方法不同，你绝不会感到饿和有种被剥削的感觉。

5 为什么小儿在婴儿期和6~8岁这两个时期易患肥胖症

根据小儿生长发育的特点，在这两个时期中，同时存在脂肪细胞数量增加和脂肪细胞体积增大两个过程。

在婴儿期（即1岁以内的孩子），孩子活动范围小，吃的食物又营养丰富，加上有的家长对孩子进食不予控制，孩子一哭就给他吃东西。这么一来，便出现肥胖，在婴儿期肥胖的孩子，到两三岁后肥胖现象可以改善，但有一部分持续发展，一直维持到成年。

中度以上单纯性肥胖的学龄儿童，开始发胖的年龄多在7岁左右。这个时期的儿童，就餐常不够规律，且有进食过快的习惯。有学者认为，进食过快与肥胖有关。另外，学龄初期的儿童多注意吃主食，而且吃得多，对吃蔬菜则往往忽视。其结果是使体内多余的热量转化为脂肪，导致肥胖。

专家提醒

注意孩子婴儿时期及学龄前期饮食控制，对小儿肥胖的防控起关键作用。

6 婴幼儿出生时的大小和生长速度与日后发生肥胖有关系吗

2006年英国的研究人员完成了一项系统性综述，评估了婴儿出生时的大小、出生后2年内的发育成长情况与日后发展为肥胖是否有必然联系。18篇探讨婴儿出生时大小与日后发生肥胖关系研究的文章显示，出生时即已达到"肥胖"标准的婴儿日后更容易患肥胖症，相对危险度为1.35～9.38。10篇评估婴幼儿生长情况与日后发生肥胖关系研究的文章显示，生长速度较快的婴儿日后发生肥胖的风险也较高，相对危险度为1.17～5.7。这一相关性在各年龄段及1927～1994年出生的人群中均成立。

7 为什么肥胖儿童大多数爱吃而不愿运动

小玉很爱看电视，经常手里拿着薯片，眼睛盯着电视一刻也不肯离开，就连小朋友叫也不肯出去，一放学就是这种状态。妈妈说小玉以前不是这样的，以前孩子很活泼的，不知怎的，自从胖了以后就变得爱吃而不愿运动。到底为什么肥胖儿童大多数爱吃而不愿运动？

在日常生活中肥胖儿童大多不愿多动，并特别喜欢吃甜食，这个现象有两个原因可以解释。首先，好吃少动是引起肥胖的起因，由于长期饮食过度和运动过少的生活习惯，使每日摄入的热能总是超出每日所消耗的，日积月累，过量摄入的糖和脂肪不能被机体利用或消耗，皆以脂肪形式储存于体内，使身体逐渐发胖。并且由于多食使血液中的葡萄糖浓度增高，刺激胰岛素分泌增加，这使小儿体内的合成代谢超出了正常范围，故其食量也随之进一步增加，从而陷入了导致肥胖的恶性循环中。其次，发胖后的小儿一般不愿再多运动，这是因为肥胖小儿的胸、腹壁脂肪组织堆积，胸廓和膈肌运动受到限制，在稍活动后，就会有气喘和疲劳等症状，原因是患儿在运动时肺不能有效地进行换气，使血液中二氧化碳的浓度上升、氧浓度下降，更严重的可出现心功能不全而造成心慌、多汗等，使得肥胖小儿更怕运动。

专家提醒

肥胖儿童大多数爱吃而不愿运动，家长要起到切实的监督作用，鼓励肥胖孩子多运动，并合理调节孩子的饮食，避免恶性循环。

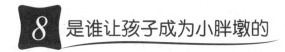

8 是谁让孩子成为小胖墩的

小杰的爸爸妈妈在外地打工,将小杰留在家里和爷爷奶奶一起住,小杰今年 10 岁了,在离家 1500 米外的城里上小学,奶奶每天早上早早起来给小杰做好早饭,吃完早饭七点半左右,踩着三轮车走过城南大桥送小杰去上学。每天早上在城南大桥上都可以看到这样一种场景,一位大妈使劲地踩着三轮车过桥,热得大汗淋漓,车上一个胖墩墩的小学生正悠闲地坐着。小杰已经 10 岁了,可以自己去上学了,可奶奶却执意坚持每天接送,奶奶说:"我就这么一个孙子,怎么舍得让他多走一步,万一累着了呢。"奶奶这样做对孩子真的好吗?

现在孩子就是家里的宝,爸爸、妈妈、爷爷、奶奶、姥姥、姥爷都疼着爱着,要什么给什么,把好吃的都留给孩子,什么也不让孩子做,生怕孩子饿着累着,久而久之孩子就会养成好吃懒做的习惯,身体越来越胖,活动越来越笨拙,影响成长。儿童肥胖症是可防可治的疾病,只要在出生前、出生后的关键期做好预防工作,出现肥胖症后,应注意保持健康、乐观的心态,多了解有关肥胖症的知识,强调儿童、家长、社会共同参与,建立科学的、循序渐进的、能被儿童接受的减肥计划,减少或减轻肥胖的目标完全可以实现。

专家提醒

家长的过度溺爱是导致孩子肥胖的重要因素,因此减少肥胖症的发生率需要家庭和社会的共同努力,而不单单是孩子本身的问题。

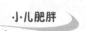

9 造成肥胖的几种不良饮食习惯

4岁的可可上幼儿园中班了，每天早上都睡懒觉，无论妈妈怎么叫都不起床，马上要去上学了妈妈实在没办法，就买些好吃的零食当诱饵，哄可可起床，可可这才拖着懒洋洋的的身子从床上爬起来，也不吃早餐，带上零食就去幼儿园了。每次放学妈妈去接可可时，老师都会告诉可可妈妈，可可经常吃零食，课间运动也不做，可可已经算这里的胖小孩了，如果再不注意饮食会变得更胖的。可可的饮食习惯好吗？到底什么样的饮食习惯会导致肥胖？

尽管肥胖是多因素造成的，但对单纯性肥胖来说，饮食因素，尤其是不良的饮食习惯，是致胖的主要原因。这主要有：

（1）进食速度快

肥胖儿童大多食欲良好，吃东西很快，以致狼吞虎咽，食物未得到充分咀嚼就咽下，不能成为食糜而敷贴于胃壁，所以常常已经吃了不少东西仍感饥饿。同时，由于咀嚼时间过短，迷走神经仍在过度兴奋之中，从而引起食欲亢进。此外，由于过快进食后血糖浓度升高，等到大脑食欲中枢输出停食信号时，往往已经吃了过多的食物。

（2）零食不断

有些胖人，特别是儿童和年轻女性肥胖者，看起来正餐量不多，但零食不断，从而造成体内聚集的总热量大大超标。

（3）不吃早餐

许多家长采取"饥饿减肥法"帮孩子减肥，企图通过少吃甚至不吃早餐的方法来达到减肥的目的，结果却事与愿违，甚至适得其反。因为不吃早餐会使午饭时的空腹感增强，从而促进食物的吸收，而丰盛的午饭会很快被吸收，形成脂肪，久而久之导致肥胖。

（4）晚餐不当

很多人因为时间原因，习惯早餐、中餐吃得简单，一到晚上与家人团聚，时间也充裕了，于是鸡、鱼、肉、蛋、菜摆满餐桌，而这样的安排并不科学。因为食物在体内消化后，一部分进入血液形成血脂，傍晚时血液中胰岛素的含量又上升到一天中的高峰，胰岛素可使血糖转化成脂肪凝结在血管壁和腹壁上，久而久之，人便肥胖起来。肥胖儿童的家长更应该注意。

（5）吃糖过多

糖分不但容易吸收，而且能增强促进脂肪生成所需酶的活性，并能刺激具有促进脂肪合成作用的胰岛素的分泌，从而使脂肪蓄积。

（6）偏食

偏食能导致营养摄取方面的不平衡，使一些营养元素缺乏。就目前所知，缺乏 B 族维生素能导致肥胖。因为 B 族维生素能使脂肪变成能量，参与脂肪代谢的 B 族维生素主要有 B_1、B_2、B_6 等。这些维生素主要存在于糙米、麦皮及许多新鲜蔬菜水果中。

专家提醒

不良的饮食习惯是导致肥胖的重要因素，家长要培养孩子良好的饮食习惯，杜绝孩子肥胖症的发生。

10 现在社会快餐的出现成为孩子肥胖症的"得力助手"

娇娇读的那所小学旁边有一家快餐店，娇娇爸爸每天下午去接娇娇时总要带她到里面吃一份套餐才回家。不只娇娇爸爸这样，许多家长都有类似的情况。一到放学的时间，快餐店里的生意就火起来了，每个餐桌前都是一个家长带着一个胖乎乎的孩子。家长经常带孩子到快餐店就餐已经成为小儿肥胖症发生率上升的重要因素。

美国权威报道称，在美国目前有240000家快餐店。快餐往往是高脂肪、高能量的，缺乏微量营养素及纤维素。因此，相关部门已开始审议快餐对公众健康的影响。判决结果是残酷的，在过去的30年，快餐已经成为导致肥胖的主要原因之一，肥胖症的发生率急剧上升.目前肥胖流行是有据可查的，在美国和全世界肥胖已达到流行的程度。据全国健康和营养调查（NHANES）的数据，1999～2000年31%的美国成年人肥胖（即身体质量指数 > 30），相对于1960年的13%，比例显着增加。肥胖源于能量摄入和能量消耗之间的不平衡。快餐消费和肥胖的双重流行是紧密联系在一起的。

专家提醒

除了快餐外，小儿肥胖还有另一大"助手"——含糖饮料。他们已经成为导致小儿肥胖的"左膀右臂"，为了孩子健康，家长应警惕这两"助手"。

11 喜食油炸食品对儿童肥胖有何影响

蕾蕾从小吃饭就挑食，只喜欢吃一些油炸的东西，就这样随着年龄增长蕾蕾的身体也一天天胖了起来。那么，是什么导致了蕾蕾体重不断增加呢？油炸食品对儿童肥胖有何影响？

很多人都有偏食厌食的不良习惯，特别是偏食各种烧烤、油炸食品及肉类等，导致体内过多的热量被储存，久而久之体重逐渐超标而肥胖。油炸食品能量密度高，经常进食易导致肥胖。另外，油炸食品含有较高的油脂和氧化物质，是导致高脂血症和冠心病的最危险的食品。

专家提醒

　　油炸食品属于十大垃圾食品，对人体危害很大，孩子应尽量避免或少吃这一类食品。

12 常吃方便面与小儿肥胖症有关系吗

　　明明爸爸在矿上工作，白天基本不在家吃饭，明明"脾气"可大了，老爱哭，妈妈得每天抱着才安稳，这样妈妈就不能做饭了，实在没办法，妈妈只能每天给明明泡面吃，自己也吃泡面，日子一天天过，明明和妈妈也在不知不觉中一天天"胖"了起来。常吃方便面好吗？常吃方便面与小儿肥胖症有关系吗？

　　方便面大多是油炸后的速食食品，因为经过油炸后会含有反式脂肪酸，反式脂肪酸易致人肥胖（反式脂肪酸还存在于奶茶、饼干、巧克力等多种甜品中）。另外，方便面经过油炸，原本富含的 B 族维生素被彻底破坏，方便面基本上只能提供人体活动所需要的热量，由于只有主食没有菜肴，要想吃饱往往需要增加进食的数量。结果是碳水化合物和脂肪摄入过多，而其他营养物质仍然缺乏，结果必然造成脂肪量、热量的长期过多摄入，从而导致肥胖，促使心脏病、糖尿病、高血脂、高血压等与肥胖相关的疾病发生。同时，由于营养物质的长期缺乏，又会造成人体营养不良，从而又会导致另外一系列疾病的发生，后果十分严重。

专家提醒

若实在没办法必须吃方便面，则应在吃方便面的时候要注意以下几点：一是方便面只适于救急，如临时就餐不便或受到条件限制吃不到东西的时候食用。一天最多吃一次，也不能天天吃。二是喜欢方便面或确实由于条件限制需要较长时间吃方便面时，应该酌情增加一些副食，以补充营养的不足。如食用些香肠、牛肉干、肉脯、肉松、熟鸡蛋（约100克）、卤肉等，还可以在方便面中加一些香油或猪油（约25克），或者配一些生吃的瓜果、蔬菜，如黄瓜、西红柿、萝卜、地瓜、荸荠、藕、香蕉、梨、桔子等，数量应该保持在250～300克。三是患有肠胃疾病和胃口不佳、吸收不良的人，最好不要吃方便面。总之，方便面作为一种方便食品，偶尔吃一些对身体没有害处，但经常吃就会有损健康了。

13 大众媒体中频繁出现的食品商业广告与小儿肥胖症有什么关系

又到周末了，康康又可以和妈妈一起逛超市了，一到了零食专卖区，康康就兴奋了起来，康康说他最喜欢吃薯片喝奶茶了，周末购物袋里的空间每次都被这两样东西占满。妈妈问康康为什么喜欢吃这些，康康说这俩样东西都是电视上经常说的，小朋友们都爱吃。可见大众媒体中频繁出现的食品商业广告对孩子的食品选择有很大影响。

大众媒体中频繁出现的食品商业广告可能是引起儿童肥胖症的"罪

魁祸首"。有报告说，美国儿童每年在电视上看到4万条商业广告，其中针对儿童的大多是糖果、点心、汽水及快餐广告。不仅如此，许多快餐店和食品商还利用电视上的卡通形象来推销自己的产品，为了将玩具积攒成套，孩子们就得不断地光顾，无形中增加了他们在这些快餐店的就餐频率。而我们都知道，这些快餐店的食品不能提供均衡营养，其高脂肪、高热量、低纤维的食品会造成就餐人体重的增加。所以，研究人员认为，电视上的广告会影响儿童的饮食习惯与选择，而不均衡的饮食则会造成儿童期肥胖症。

专家提醒

许多商家以盈利为目的，在电视上做各种广告吸引孩子的眼球，家长应积极引导孩子选择健康食品，避免广告商品的诱惑和误导。

14 儿童爱看电视与小儿肥胖症有关系吗

晶晶可爱看动画片了，一放学摘下书包就往电视跟前跑，打开电视就看动画片，连饭都顾不上吃，饿了就拿一袋零食，边嚼边看。相信不只晶晶，很多家庭都可以看到这种现象，这就是儿童肥胖症流行的一个重要原因，医学上称为电视肥胖症。到底什么是电视肥胖症呢？

儿童电视肥胖症是由于长期长时间坐着看电视、缺少活动，加上营养过剩或相对性营养不良使内分泌的调节功能失衡引起的。美国科学家对13000名5～7岁的儿童进行观察发现，每天看电视5个小时左右的孩子比每天只看1～2个小时的儿童电视肥胖症的发生率高1倍。绝大多数的肥胖儿属单纯性肥胖，所有的肥胖儿都有一个最大的特点就是爱看电视。

专家提醒

　　家长们应高度重视，帮助孩子预防儿童电视肥胖症的发生。应根据孩子们的特点、爱好有选择性地看电视，严格控制看电视的时间，特别是学龄前的儿童每天看电视的时间最好不超过 2 小时，并且不要连续看。积极参与并引导孩子多做一些家务劳动或室内外的游戏，如玩玩具、剪纸、画画、跳绳、捉迷藏等，并且家长们要以身作则，在家庭教育中为孩子创造良好的环境，预防儿童电视肥胖症的发生，使每一个孩子都能健康地成长。

15 迷恋游戏对小儿肥胖有何影响

　　小振不知什么时候起迷恋上了打游戏，经常打到半夜还不睡，妈妈说过小振好几次了，小振总是不听话。每次困得不行了才回房间休息，可躺在床上又在想游戏，翻来覆去睡不着，实在不行了就起来吃点零食接着打，久而久之就"打"成了个大胖子。迷恋游戏怎么就能长胖呢？

　　迷恋游戏为什么能导致小儿肥胖症？可以从以下几方面解释：

　　首先，迷恋电子产品导致"垃圾睡眠"。调查数据显示，睡眠时间不足在学龄期儿童中的发生率明显上升，目前儿童睡眠障碍的发生率在 10% ～ 20%。但更令医生担忧的是，一种被称为"垃圾睡眠"的现象，更加剧了儿的睡眠障碍。随着电子产品在家庭生活中的普及，临睡前玩电子游戏、听音乐、看电视等，都可能带来睡眠质量的降低。专家表示，睡眠不足也可导致小儿肥胖。

其次，在电脑前边玩游戏边吃饭容易导致肥胖。英国某大学的研究人员曾经发表过这样的文章，人们在吃饭的时候最好远离电脑屏幕，因为这样会分散大脑注意力，导致在那段时间里摄入更多的食物，从而增加肥胖的几率。

再次，玩电脑和游戏运动就会减少，这也是导致肥胖的一个原因。

专家提醒

在电脑前边玩游戏边吃饭容易导致肥胖，家长应限制孩子打游戏，引导孩子多做一些有意义的活动。

16 宝宝发胖与睡眠质量好不好有关系吗

盈盈今年上幼儿园中班了，长得乖巧伶俐，健康活泼，还参加了幼儿园里的舞蹈队，舞蹈跳得很漂亮，老师经常夸盈盈聪明，盈盈妈妈也感到很骄傲。可不知怎么了盈盈这几天晚上总是说梦话，有的时候还大叫，睡觉十分不踏实，身体也开始肥胖了，盈盈妈妈非常担心，不知是什么原因引起的？盈盈为什么开始发胖了？跟睡眠质量不好有关系吗？

别以为睡眠障碍只是成年人的专利！在身体疾病、养育方式不当、睡眠习惯不良、环境因素、精神因素等多种因素的作用下，0～12岁的小朋友也可能产生有效睡眠时间短、睡眠质量低等睡眠障碍，由此引发肥胖、注意力不集中、学习效率低下等一系列不良后果。长期睡眠不好，不仅影响儿童生长发育，还可能引起情绪不佳、注意力不集中、易冲动，甚至肥胖等。研究发现，睡眠不足的人群中，肥胖发生率远远高于睡眠充足人群。由于许多重要的生长激素都在深睡眠期分泌。睡眠时间越长，体内就会产生越多的激素，而激素有燃烧脂肪的作用。长期睡眠不好还会影响到儿童生长发育。此外，睡眠时间不足或质量不好，还会引起儿童情绪不佳、注意力不集中、容易冲动、解决问题能力下降等。

专家提醒

孩子睡眠质量不高比睡得多更容易发胖，家长若想孩子保持健康体形，就要合理安排孩子作息，不要让孩子白天太贪玩，保证夜间睡眠质量。

17 社会环境因素对肥胖的发生有何影响

社会环境因素对肥胖的发生有至关重要所作用。这可以表现在以下几个方面：

（1）社会经济状况

在发展中国家里，肥胖主要发生在生活由穷变富的人群，主要原因是生活水平的改善导致大量多食。而在发达国家里，经济状况越差，肥胖的发生率越高，这主要因为经济水平高的人往往受教育程度也高，懂得合理饮食及运动。

（2）文化因素

中国传统的肥胖观念，一向以胖为荣，发胖称为"发福"。最容易引起合并症的腹部型肥胖，被人们眼馋地称为将军肚，见面寒暄，听见人家说自己胖了就高兴，对孩子的培养目标也是大胖小子。

（3）饮食结构

西方人的肥胖发生率较东方人高，很重要的原因在于食物中脂肪的

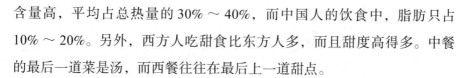

含量高，平均占总热量的30%～40%，而中国人的饮食中，脂肪只占10%～20%。另外，西方人吃甜食比东方人多，而且甜度高得多。中餐的最后一道菜是汤，而西餐往往在最后上一道甜点。

（4）行为因素

某些社会性的行为可以导致肥胖。比如，研究表明，看电视多的人里有更多的胖子，原因是多方面的。首先，看电视占用了大量的户外活动时间，而且电视遥控器普及后，就连从座位走到电视机前换台这几步路也取消了。其次，看电视的同时，往往在吃零食，所以看电视的时间越长，零食吃得越多。第三，看电视越多，就越容易受电视广告的影响，购买更多的食品。

专家提醒

儿童肥胖问题不仅仅是家庭问题，而是已经上升到了社会问题，为了孩子健康成长，社会应广泛关注。

18 压力能压出肥胖儿吗

小鹏的爸妈都是老师，他们希望自己家孩子比别人家的强，于是就给孩子报了很多辅导班，5岁的小鹏几乎没有时间和别的小朋友玩，就慢慢变得内向了，身体也开始发胖了，小鹏的爸妈有些担心了，就带小鹏去医院咨询了一下医生，医生说孩子是因为压力太大了，才会慢慢发胖。医生说得对吗？压力大真能导致肥胖吗？

加利福尼亚大学的研究人员通过动物实验发现，儿童时期若心理压力过大，会增加促肾上腺皮质激素释放激素的产生，使得肾上腺分泌过多的皮质醇，进而影响到机体的脂肪、蛋白质及糖的代谢，促使脂肪在面部和躯干的堆积，导致肥胖。

专家提醒

　　研究人员提到的"心理压力"概念，不仅包括我们平常理解的情感忽视，还包括了娇纵和溺爱。这一点，希望家长们尤其要警觉。为了孩子健康成长，不要过分给孩子施加压力，也不要过分娇纵和溺爱孩子。

19 什么是心理代偿作用

　　东东的爸爸妈妈平日里工作忙，就把3岁的东东送到幼儿园去上学，到了周末把东东一个人锁在家里，并准备一些零食给东东，每当这时东东总是很害怕，可3岁的孩子又不能做什么，只能躲在自己的房间里不停地吃零食，才半年东东就变成了大胖子。是什么原因导致东东在短时间内迅速发胖的呢？

　　东东的这种情况在医学上称心理代偿作用，即当儿童心理不安、紧张或受挫折时，会找来甜食、高热量食物，以不断进食来填补心理不安，养成进食过量的习惯。

专家提醒

　　不良的家庭环境会对孩子的身心健康造成威胁，为了孩子的身心健康，每个家庭都要营造良好的氛围。

小儿肥胖

NO.3

我家孩子得了肥胖症了吗

1 肥胖儿在临床上有什么表现

随着生活水平的不断提高，肥胖儿童也越来越多，为了帮助这些孩子，儿童医院专门开设了小儿肥胖门诊，从门诊一开设，就可谓车水马龙，往来的人络绎不绝。医生根据临床表现和实验室检查等一系列方法诊断小儿肥胖。那么，肥胖儿在临床上到底有什么表现呢？

肥胖儿在临床上有以下表现：

（1）本病以婴儿期、学龄前期及青春期为发病高峰。

（2）患儿食欲亢进，进食量大，喜食甘肥，懒于活动。

（3）外表呈肥胖高大，不仅体重超过同龄儿，而且身高、骨龄皆在同龄儿的高限，甚至还超过同龄儿。

（4）皮下脂肪分布均匀，以面颊、肩部、胸乳部及腹壁脂肪积累为显著，大腿、上臂粗壮而肢端较细。

（5）男孩可因会阴部脂肪堆积，阴茎被埋入，而被误认为外生殖器发育不良。患儿性发育大多正常，智能良好。

那么，除了上面的临床表现，小儿肥胖症的症状还有哪些？

肥胖可发生于任何年龄，但最常见于婴儿期、6～8岁和青春期。患儿食欲旺盛且喜吃甜食和高脂肪食物。肥胖的儿童常有明显疲劳感，用力时气短或腿痛。严重肥胖者由于脂肪的过度堆积限制了胸部扩展和膈肌运动，使肺换气量减少，造成缺氧、气急、紫绀、红细胞增多、心脏扩大或出现充血性心力衰竭，甚至死亡，称肥胖 – 换氧不良综合征。体格检查可见患儿皮下脂肪丰满，但分布均匀，腹部膨隆下垂，严重肥胖者可因皮下脂肪过多，使胸膜、臀部及大腿皮肤出现白纹或紫纹。因体重过重，走路时两下肢负荷过度可致膝外翻和扁平足。女孩胸部脂肪过多应与乳房发育相鉴别，后者可触到乳腺组织的硬结。男性患儿因大腿内侧和会阴部脂肪过多，阴茎可隐匿在脂肪组织中而被误诊为阴茎发育不良。肥胖小儿性发育常较早，故最终身高常略低于正常小儿，由于怕被别人讥笑而不愿与其他小儿交往，故常有心理上的障碍，如自卑、胆怯、孤独等。

专家提醒

如果你家孩子有以上表现，可以到相应的门诊咨询一下，看自己的孩子是否也属于肥胖儿，以便提早采取措施。

2 如何早期识别婴幼儿肥胖

任何年龄都可能开始明显发胖，但是主要出现在三个年龄段，即1岁前、6～8岁和青春发育期。所以，当孩子达到这几个年龄时，家长应该格外警惕孩子的发胖趋势。肥胖的最主要表现，当然是体重相对于身高来说过重。营养过剩引起的肥胖，不仅仅表现在体重增加，而且身高也会比同龄人高些，这是因为骨骼过早发育，又称为骨年龄提前。然而，除了定期给孩子量身高、体重外，从外形上也可以尽早发现孩子的发胖。开始发胖时，孩子的小脸往往变大变圆，和身体其他部位不成比例。腹部可能膨出，并且下垂，有时皮肤表面还出现白色或紫色的条纹，这种条纹容易出现在上胸部的两侧、下腹部、大腿和臀部。患儿上肢的脂肪主要堆积在上臂，而下肢的脂肪主要堆积在大腿，前臂和小腿的脂肪相对较少，手脚相对显小，而且手指显得尖细些。膝关节外翻（也就是通常所说的 X 形腿）较为常见。另外，男孩子发胖，乳腺往往过度发育，

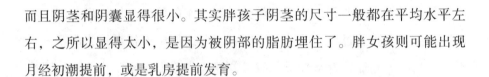

而且阴茎和阴囊显得很小。其实胖孩子阴茎的尺寸一般都在平均水平左右，之所以显得太小，是因为被阴部的脂肪埋住了。胖女孩则可能出现月经初潮提前，或是乳房提前发育。

专家提醒

　　家长一旦注意到以上这些肥胖的苗头，应该立刻给孩子测量身高体重，尽早明确孩子是否已经发胖，以便采取必要的措施。

3 出现什么症状之后要对宝宝的肥胖引起警惕

　　刚做了父母的人会发现许多人喜欢谈论他们胖嘟嘟的宝宝。有的人说孩子胖点好，当然，也有些人说孩子还那么小，太胖了长大了会影响健康。这时做父母的就为难了，孩子吃胖了到底需不需要到医院看？出现什么症状之后要对宝宝的肥胖引起警惕呢？

　　一般来说，宝宝胖乎乎的是健康的标志。专家认为，营养过剩、缺乏锻炼、遗传和心理因素是青少年和成年人肥胖的主要原因，却对婴儿影响不大。医生强调父母们无须恐慌，并且鼓励他们注意一些征兆：

　　（1）孩子3岁之前，双亲的肥胖预示着将来孩子会有超重的麻烦，这个远比婴儿出生时的体重和成长的地区因素要重要得多。如果双亲体重超标，那么他们的孩子很有可能面临肥胖的危险。遗传可能在一定程度上导致问题的出现，但是罪魁祸首却是不良的生活方式，孩子是在父母的饮食环境中逐渐学会如何进食的。

　　（2）孩子在4岁之前体重的增加速度大大超过身高的增长速度。当体重已经严重影响了小孩的正常生长发育，比如妨碍了走路，那么父母就该对此足够重视。当然，在改变宝宝的饮食之前最好咨询一下儿科医生。

专家提醒

　　一些研究还表明，母乳喂养营养丰富，又能降低将来孩子肥胖的风险。母乳喂养时间越长，得肥胖症的危险越小。母乳喂养至少1年。医生同时强调，婴儿成长的过程中，整个家庭都有责任养成健康的饮食习惯。父母应言传身教，鼓励他们多吃新鲜蔬菜、鸡肉和鱼，同孩子一起养成健康合理的生活行为方式，如果父母不树立一个好榜样的话很难要求小孩能够做到。

4 孩子肥胖应该检查什么项目

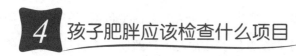

　　婷婷今年13岁了，从5岁开始就发胖，现在166厘米，体重88千克，婷婷妈妈很想知道孩子是不是肥胖症？需要做什么检查吗？

　　目前，肥胖症分为单纯性肥胖、继发性肥胖和药物性肥胖。估计她没有服过特殊的药物，可以除外药物性肥胖。那就剩下单纯性和继发性肥胖了。单纯性肥胖一般有遗传因素，比如家族中有肥胖的人，再有和生活及饮食习惯有关，还有一些精神因素也可导致肥胖。单纯性肥胖只需询问病史并进行一下评估就可以了。继发性肥胖多是由于内分泌性疾病引起的肥胖，并有相应的原发病表现，可以根据相应表现进行检查。

专家提醒

　　根据婷婷的身高及体重，现在可以诊断为肥胖症，应到医院进行规范治疗。

5 胰岛素抵抗（IR）与肥胖症有关吗

　　与成人一样，肥胖与胰岛素抵抗是促发代谢综合征（MS）最关键的因素。肥胖与胰岛素抵抗的显著相关性在各年龄段都已经得到证实。但目前对肥胖伴有高胰岛素血症及胰岛素抵抗的确切机制尚不清楚。多数学者认为，胰岛素抵抗是多因素共同参与发病。因此一些涉及能量平衡、脂肪代谢、胰岛素受体信号通道、激素结合蛋白（包括丝氨酸蛋白酶抑制剂）及其他酶调节因子等的分子异常均可导致胰岛素抵抗。我们的研究也发现，在运用稳态模型胰岛素抵抗指数（HOMA-IR）和糖负荷后总体胰岛素敏感指数（WBISI）判断青少年代谢综合征胰岛素敏感性和胰岛素抵抗时，发现 WBISI、HOMA-IR 与青少年代谢综合征成分变量均高度相关，提示胰岛素抵抗是青少年代谢综合征的共同病理基础。

6 皮质醇增多症引发的肥胖有何特点

　　怎样区分皮质醇增多症与单纯性肥胖症？可以从以下几个方面着手：

　　（1）由于皮质醇增多症患者脂肪在脸部和肩部沉积明显，所以皮质醇增多症患者常常有"满月脸"（脸部滚圆如满月）和"水牛背"（肩背部明显增宽）这样的特有体征出现。这一典型体征与单纯性肥胖症患者所发生的向心性肥胖体征有明显不同，鉴别起来并不困难，但在皮质类固醇增多症的早期，这些典型体征尚未出现之前，鉴别比较困难。

（2）皮肤多血质和出现紫纹是皮质醇增多症患者特征性的体征，而这些体征在单纯性肥胖症患者身上出现较少。

（3）皮质类固醇增多症患者在进行头部、双侧肾上腺区 CT 或 MRI、B 超检查时，常会有异常发现，而单纯性肥胖症患者上述检查多正常。

（4）药源性皮质醇增多症患者病史中有长期服用皮质类固醇类药物（如泼尼松、地塞米松）的情况，而单纯性肥胖症患者病史中则无。

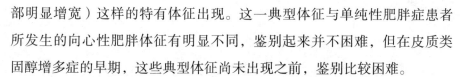

7 做什么检查可以诊断药物性肥胖

5 岁的小小有癫痫病史，一直吃着抗癫痫药。最近半年小小的体重不断地长，妈妈有些纳闷，小小平时并不贪吃，小小的爸爸又经常带小小出去锻炼，怎么会发胖呢？妈妈就上网查了很多资料，怀疑孩子发胖可能跟长期吃抗癫痫药有关。妈妈想知道怎样才能确定孩子的肥胖与吃药有关，需要做什么检查。

专家称，精神病及某些疾病的患者长期使用某些药物，如胰岛素、促进蛋白质合成制剂、糖皮质激素、息斯敏等药物，使患者食欲亢进，多食而肥胖，这是由药物副作用引起的。可以通过以下方法诊断：

（1）问病史

应询问既往健康状况，有无脑膜炎、脑炎、颅脑创伤、肿瘤病史，因继发性肥胖症都有明确的病因，肥胖仅为其临床表现之一，尤其注意询问有无神经精神病病史、内分泌及代谢性疾病病史，如甲状腺功能减退、皮质醇增多症、巨人症及肢端肥大症、多毛闭经溢乳综合征、下丘脑综合征等病史。

（2）体格检查

1）测量患者身高（米）、体重（千克）、体温、血压、腹围及臀围等以了解患者有无肥胖及其程度，是否合并有体温调节异常（下丘脑综合征时体温调节异常）和血压升高。

2）观察身体外形及脂肪分布情况。单纯性肥胖症患者，男性脂肪分布以颈项部、头部、躯干部为主，女性以腹部、下腹部、胸部乳房及臀部为主。继发性肥胖随不同病因而异，如向心胜肥胖，满月脸、水牛背、多血质外貌、紫纹。痤疮为皮质醇增多症的特征，女性肥胖、多毛。闭经不孕可能为多囊卵巢综合征所致。体态肥胖、面容虚肿、皮肤干而粗糙、反应迟钝为甲状腺功能减退特征。四肢末端肥大、面容丑陋为肢端肥大症特征。

3）视力及视野检查，下丘脑及垂体性肥胖尤其是该部位的肿瘤可致视力障碍、偏盲等。详细的体格检查是继发性肥胖症病因诊断的主要线索。

（3）实验室检查

1）下丘脑及垂体功能的实验室检测

激素测定：ACTH、FSH、LH、TSH、GH、PRL测定，借以了解下丘脑及垂体功能，对下丘脑及垂体性肥胖的诊断有帮助。

TRH、LH-RH兴奋试验。

2）周围腺体激素测定

甲状腺激素测定：TT_3、TT_4、FT_3、FT_4测定以了解甲状腺功能。

肾上腺皮质激素测定：血尿皮质醇、24h尿17-羟类固醇及17-酮类固醇、24h尿游离皮质醇测定，对皮质醇增多症性肥胖的诊断有帮助。皮质醇增多症早期与单纯性肥胖经上述检查鉴别仍困难者，应进行小剂量地塞米松（每天2毫克）抑制试验，前者不被抑制。

3）胰岛功能检测

空腹及餐后2h血糖测定：必要时做口服葡萄糖（75g）耐量试验

（OGTT）对糖尿病（DM）及糖耐量异常（IGT）的诊断有帮助。

胰岛素及 C 肽测定：对胰腺性肥胖症诊断有帮助。尤其胰岛素释放试验可以反应胰岛 B 细胞的储备功能，同时测定血浆胰岛素浓度。

4）血脂测定

5）立卧位水试验

显示患者于立位时有水潴留现象。水潴留性肥胖症时立位尿量低于卧位尿量 50% 以上。

（4）器械检查

可用 X 线软组织拍片计算皮肤脂肪厚度，超声波反射照像法估计皮下脂肪厚度等方法（标准同卡钳法）。

CT、MRI：对下丘脑、垂体肿瘤、空泡蝶鞍、肾上腺肿瘤、胰岛素瘤诊断有帮助。

B 型超声：对肾上腺皮质增生、肿瘤及胰岛细胞瘤诊断有帮助。

[131]I-19- 碘化胆醇和计算机程序对肾上腺扫描：对肾上腺皮质增生或肿瘤诊断有帮助。

8 儿童肥胖症会导致成年后多囊卵巢综合征

青青今年 19 岁了，自小就是班里有名的胖墩，那时候还小被人说什么也不在意，可现在长大了，不想再让别人喊自己胖子了，于是青青下定决心一定要减肥，并一直努力控制自己的饮食，时常参加体育锻炼，可不知怎么了，一点用也没有，就像别人说的那样，连喝水都长肉。青青一直很奇怪，爸爸妈妈都是那种比较瘦体形的人，怎么唯独自己肥胖不堪呢？妈妈带青青去医院检查，医生说孩子之所以肥胖是因为患了多囊卵巢综合征。

多囊卵巢综合征病因是先天性腺错构，卵巢中掺入了睾丸组织（卵睾），临床主要表现为不排卵、不孕、多毛和肥胖。肥胖与多囊卵巢综合征的关系很复杂，主要与胰岛素敏感性降低有关，而且雄激素降至正常后，肥胖依然存在。只有治愈疾病后进行调理，才能达到减肥的目的。

专家提醒

那些比较肥胖的女孩，如果自己属于那种很容易肥胖的体质，最好到医院做一个彻底的检查。如果是多囊卵巢综合征，一定要积极进行治疗，千万不要节食挨饿减肥，这样很容易导致体内自我调节失调，问题会更严重。

 为什么肥胖的男孩会出现"乳房"增大

在家里，妈妈比较疼爱小军，基本什么要求都满足他，小军最爱吃快餐了，妈妈就带小军去吃快餐，每周至少 3 次，小军现在胖得都快走不动了。妈妈今天帮小军洗澡惊讶地发现，小军乳房竟然"长"起来了，就带小军去医院，医生说孩子是因为吃快餐太频繁，体形太胖引起的，妈妈听了十分懊恼，觉得自己不该顺着儿子。那么，肥胖的男孩怎么会出现"乳房"增大？机理是什么？

有专家认为，肥胖的男孩一般脂肪在体内堆积得比较多，而堆积的脂肪会分泌雌激素，从而使血液中的雌激素含量增高，刺激乳房发育和皮肤细嫩。更可怕的是，这些肥胖的孩子不仅皮下脂肪堆积严重，而且内脏器官的细胞也悄悄地被脂肪化了。更可怕的变化还在后面，指挥人生长发育的"司令部"脑垂体细胞也有可能逐渐被脂肪细胞所替换，从而加剧了性激素的分泌紊乱，最终导致男孩女性化、成年出现性无能和生殖无能的严重问题。

当然，男性的乳房发育增大与女性不同，男性增大的乳房不具备分泌乳汁的功能。因为男性的乳房没有分泌乳汁的腺小叶，仅仅是乳管的增生和乳管的囊状扩张。但是，它却在生理和心理上给男孩造成巨大压力。

专家提醒

　　男性除了儿童时候容易出现乳房增大等问题之外，另外两个时期也应倍加注意，一是青春期，二是中年以后。造成的原因均是体内雌激素比例增大。

10 什么是水、钠潴留性肥胖症

　　肥胖，根据病因一般分为原发性及继发性两类。原发性肥胖又包括单纯性肥胖和水、钠潴留性肥胖。

　　水、钠潴留性肥胖，亦称特发性浮肿。此型肥胖多见于育龄期及更年期女性。其发生可能与雌激素增加所致毛细血管通透性增高、醛固酮分泌增加及静脉回流减慢等因素有关。脂肪分布不均匀，以小腿、股、臀、腹部及乳房为主。体重增加迅速，与体位有密切关系，劳累后和立位体重增加，休息及平卧后减轻。早晚体重变化正常人为 0.4 千克，本病患者早晚体重变化在 1 千克以上。该病浮肿变化往往呈周期性，晨起面、眼睑浮肿，起床后活动，下肢、躯干逐渐浮肿，到晚餐前体重较早饭前增加 1.2～4.5 千克，平均 2.4±0.7 千克。立卧位水试验表明患者有水、钠潴留。

11 什么是顽固性肥胖

顽固性肥胖，是指通过包含药物治疗在内的方法，体重仍无明显下降者。有人主张以 127 千克为界线，超过此者均为顽固性肥胖。造成顽固性肥胖的主要原因有：精神受刺激；生活不愉快；某些人为因素促进多食；某些严重的内分泌疾病，如柯兴综合征、垂体瘤等；合并其他严重的疾病。

那么，顽固性肥胖分几种类型？

（1）懒惰型

吃得多，运动得少。摄入多，又不爱运动，多余热量不能及时代谢，这样的肥胖者比比皆是。想想看，多余的食物不能及时变成气血能量，只好变成脂肪储存起来，如果不尽快在进食与消耗上找到平衡，恐怕要瘦很难。所以控制饮食是必须的。

（2）贪吃型

摄入食物热量过高。贪吃高热量的食物和吃得多是一个道理，而且更糟糕的是身体的肝脏将会不堪重负，因为肝脏是分解脂肪的重要器官。所以，贪吃肉的肥胖者养肝、养肾是很重要的。同时，要记得千万不能经常熬夜，因为肝脏是在晚上值班工作的。

（3）便秘型

摄入多，排出少。食物的残渣如不能及时排出体外，大肠就会再次回收残留的营养物质，这样势必会造成多余热量的吸收。所以，便秘人群要记得先把这个问题改善了。平时可以多敲敲腰上的带脉，多按摩一下肚子。早晨 5 点到 7 点之间喝上一杯温开水，然后慢慢养成这个时段排便的习惯，这样定会瘦下来。

12 顽固性肥胖容易与哪些症状混淆

（1）单纯性肥胖

体质性肥胖属于先天性的，由于体内物质代谢较慢，物质合成的速度大于分解的速度造成的。表现为脂肪细胞大而多，遍布全身。获得性肥胖由饮食过量引起。食物中甜食、油腻食物多。脂肪多分布于躯干。

（2）病理性肥胖

1）柯兴综合征

原因：肾上腺皮质功能亢进，皮质醇分泌过多。

现象：脸、脖子和身体肥大，但四肢则脂肪不多。

2）胰源性

原因：胰岛素分泌过多，代谢率降低，使脂肪分解减少而合成增加。

现象：全身肥胖。

3）性功能降低

原因：脑性肥胖症，伴有性功能丧失，或性欲减退。

现象：乳房、下腹部、生殖器附近肥胖。

4）垂体性

原因：脑垂体病变导致垂体前叶分泌过多生长激素。

现象：全身骨头、软组织、内脏组织增生和肥大。

5）甲状腺功能减退

原因：甲状腺功能减退。

现象：肥胖和黏液性水肿。

6）药源性

原因：药物的副作用引起，如由肾上腺皮质激素类药物引起。

现象：在服药一段时间后出现肥胖，比如有些患有过敏性疾病、类风湿病、哮喘病的病人。

13 什么是中心性肥胖

肥胖程度可以体重指数判别，但内脏脂肪堆积更具病理意义。世界卫生组织以腰围男性≥ 102 厘米，女性≥ 88 厘米，或腰围：臀围，男性 >1.0，女性 >0.9 时为内脏型肥胖，即中心性肥胖（或腹型肥胖）。我国成年人男性肥胖几乎都属中心性肥胖，也就是我们俗称的"将军肚"；而中年女性肥胖的特征绝大多数也是以腰腹部脂肪堆积为主，被冠以"苹果腰"。

专家提醒

中心性肥胖并不仅仅是影响体形美观的问题，而是身体代谢功能下降的直接表现，甚至有报道称，"将军肚"是衰老和死亡的"加速器"。体态肥胖的中年人切不可为自己的"将军肚"冠以"有福气"的美名，对自己不健康的体重等闲视之，需高度重视自己身体亮出的黄牌警告。

14 什么是继发性肥胖

继发性肥胖是指肥胖者同时还患有另一种疾病（原发性疾病），而且肥胖就是由这原发性疾病所引起的。有的时候，当原发性疾病被治好后，继发性肥胖也明显减轻。在所有肥胖者中，继发性肥胖不到1%。主要原

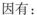

因有：

（1）神经内分泌性肥胖

这是一类由神经－内分泌系统疾病引起的肥胖，实际上是内分泌疾病的结果。引起成年人继发性肥胖的内分泌疾病主要是皮质醇增多症和甲状腺功能低减，而在儿童，继发性肥胖则主要是下丘脑疾病造成的，如下丘脑部位长了瘤子等。有一种叫做胰岛素瘤的病，患者胰脏中长了瘤子，不停地分泌胰岛素，使这类患者经常处于低血糖的状态之下，不得不经常、大量地吃东西，也可引起肥胖。一些早期糖尿病患者的情况与此相同，他们体内有高胰岛素血症，老是感到饥饿难忍，不得不多食而造成肥胖。这些都属于神经内分泌性肥胖。

（2）伴有肥胖的遗传综合征

有些临床表现常常伴随出现，病因不明，通常把这种情况说成是某综合征。有些综合征常有肥胖，比如肌张力减退－智力减退－性腺功能减退－肥胖综合征（Prader–Willi 综合征）和视网膜色素变性－肥胖－多指综合征（Laurence–Moon–Biedl 综合征）患者就常伴有肥胖。这些遗传综合征除了肥胖以外，还会伴有其他异常，譬如发育迟缓、性功能不全、肢体畸形、智力低下等。

（3）医源性肥胖

有些患者既没有引起肥胖的原发疾病，也不是单纯性肥胖，他们的肥胖是服用了某些药物所引起的，一般这种肥胖叫医源性肥胖。能够引起医源性肥胖的药物包括糖皮质激素（强的松或地塞米松等）、吩噻嗪、三环类的抗抑郁药物、胰岛素等。另外，颅脑手术如果影响到下丘脑，也可以引起肥胖。由于医源性肥胖的原因很明确，所以有人把医源性肥胖也归入继发性肥胖之内。

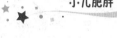

15 什么是垂体性肥胖

　　垂体性肥胖是由于腺垂体功能低下所引起的肥胖，属于下丘脑综合征中的一种类型。其引发的原因可能与腺垂体功能低下所导致的生长激素、促皮质素、促甲状腺激素分泌减少，从而使机体代谢率下降、体内脂肪分解减少合成增加有关。垂体病变，如垂体腺瘤、空蝶鞍综合征、垂体前叶机能减退症等皆可引起该病证。垂体性肥胖的临床症状表现为全身骨骼及软组织、内脏组织增生和肥大，患者面长、下颌大、手掌手指增厚变宽等。这些是由于脑垂体肿瘤导致垂体前叶分泌过多的生长激素所致。

16 什么是苹果形肥胖和梨形肥胖

　　5岁的珍珍似乎永远也吃不饱，无论什么时候见她，手里总拎着一包吃的，奇怪的是珍珍只是肚子胖，胳膊和腿都比较细，走起路来晃晃悠悠像个小鸭子。妈妈怕珍珍长大了还是这种体形，影响美观，就带珍珍到医院减肥。医生做完检查，又看了看珍珍的体形，告诉珍珍妈妈说珍珍属于苹果形肥胖。妈妈听了一头雾水，肥胖跟苹果还有关系吗？珍珍平常并不爱吃苹果呀？

珍珍妈妈理解错了，苹果形肥胖并不是跟苹果有什么关系，也不是由吃苹果引起的，它是根据孩子肥胖的体形来说的。科学家将肥胖身材分为苹果形和梨形两种。判定方法包括测量腰围和测量腰围与臀围的比值，即腰臀比，可以和体格指数联合使用。腰围是反映脂肪总量和脂肪分布的综合指标，根据腰围检测肥胖症，很少发生错误。世界卫生组织推荐的测量方法是：被测者直立，双脚分开 25 ～ 30 厘米。测量者将皮尺放在最下面一根肋骨下缘与骨盆上缘（髂嵴）连线中点的水平位置进行测量。皮尺要紧贴着皮肤，但不能勒压软组织，测量应精确到 0.1 厘米。男性腰围大于 90 厘米（即 2 尺 7 寸），女性腰围大于 80 厘米（即 2 尺 4 寸），应视为苹果形肥胖。腰臀比的测定方法是：腰围：臀围。其中臀围是水平测量臀部最宽部位的周径。如果男性的腰臀比值大于 1，女性大于 0.9，则为苹果形肥胖；如果男性小于 0.8，女性小于 0.7，则为梨形肥胖。

苹果形身材的人腰腹部过胖，状似苹果，细胳膊细腿大肚子，又称腹部型肥胖、向心性肥胖、男性型肥胖、内脏型肥胖，这种人脂肪主要沉积在腹部的皮下及腹腔内。由于腹部脂肪比其他部位的脂肪新陈代谢更活跃，因此更易进入血液系统，可能导致高血压、高胆固醇及肥胖。再有，苹果形肥胖患者的脂肪包围在心脏、肝脏、胰脏等重要器官周围，所以患冠心病、脂肪肝和糖尿病的危险性要比梨形肥胖大得多。有人发现肥胖者患糖尿病的危险性是普通人的 3.7 倍，而苹果形肥胖者患糖尿病的机会则高达不胖者的 10.3 倍。

梨形身材的人臀部及大腿脂肪过多，就是说脂肪主要沉积在臀部及大腿部，上半身不胖下半身胖，状似梨形。当然，与非肥胖者相比，梨形肥胖仍然存在着相当严重的危险，仅仅是比苹果形肥胖略小而已。专家指出，腹部脂肪要尽量减少。那么，是不是肌肉中的脂肪增多则无关紧要了呢？答案是否定的。梨形肥胖者肌肉中的脂肪也比不胖者多得多，肌肉中脂肪越多，胰岛素抵抗就越重，危害也越大。所以说三者相比是梨形肥胖比苹果形肥胖好，不胖又比梨形肥胖好。

专家提醒

无论是苹果形肥胖还是梨形肥胖，家长都应注意及早减肥，防范并发症的出现。

17 视网膜色素变性－肥胖－多指综合征是怎么回事

视网膜色素变性－肥胖－多指综合征（Laurence-Moon-Biedl 综合征），又称 Bardet-Biedl 综合征、Biemond 综合征、性幼稚、色素性视网膜炎多指畸形综合征等。其临床特点为肥胖、性腺发育不良、色素性视网膜炎、智力低下、多指（趾）畸形，以及其他异常，如颅骨变形、骨质疏松、眼睑下垂、皮肤色素斑等，为一先天遗传性疾病。本病病因和发病机制不全清楚，患者常有家族史和近亲婚配史，染色体检查常正常，个别报告男性染色体呈 XXY 型。在临床上，男性多见，儿童期发病，通常在 10 ～ 15 岁。

临床分以下几型：

（1）完全型

有肥胖、智力低下、视力减退、多指（趾）畸形及性腺发育不良 5 项表现。

（2）不完全型

无多指（趾）畸形或性腺发育不良。

（3）顿挫型

只有一两项表现或几项不明显的变化。

（4）不典型型

无视网膜色素变性，可有眼部其他症状，如视神经萎缩、外眼肌麻痹、高度近视、小眼球、白内障、虹膜缺损或无虹膜、眼球畸形等。

（5）广泛型

除上述完全型5项表现外，尚伴其他先天异常或遗传性疾病，如体格矮小（侏儒）、毛发稀少或缺如，合并癫痫、锥体外系病变、先天性心脏病、耳聋等。

若按照促性腺激素的升高或降低，将其分为两个类型：

（1）Ⅰ型

结合实验室检查和辅助检查结果以明确诊断，为促性腺激素升高的Alstrom 综合征及 Edwards 综合征，称Ⅰ型（原发性性腺功能不全）。

（2）Ⅱ型

为下丘脑－垂体功能异常，促性腺激素降低的 Laurence–Moon–Biedl 综合征，称Ⅱ型（继发性性腺功能不全）。此分类从异常的生理生化改变出发，可促进本综合征病因及发病机制的研究。

专家提醒

　　此症尚无特殊治疗，可针对性腺功能不全处治，眼底病变药物治疗往往无效。其他视情况可予以手术治疗，如先天性心脏病的治疗，指（趾）畸形的治疗和眼部治疗等。惊厥时给予止惊剂治疗。

18 Prader-Willi 综合征是什么

　　Prader-Willi 综合征，又称为 Prader-Labhar-Willi 综合征、隐睾－侏儒－肥胖－智力低下综合征、肌张力减退－智力减退－性腺功能减退－肥胖综合征。该病 1965 年由 Prader 等首次报道，至今已报道的病例有数百例。临床上有以下表现：

　　婴幼儿期严重肌无力致喂养困难，1 ～ 4 岁起由于食欲亢进而出现中枢性肥胖。染色体 15q11.2–q12 缺失，生长发育迟缓，身材矮小，手足小，智力低下，肌张力低下。婴儿期喂养困难，语言发育差。至儿童期食欲旺盛，嗜睡而导致过度肥胖。双额径窄，杏仁样眼睛，外眼角上斜，斜视。上唇薄，齿裂异常，小下颌，耳畸形。性腺发育不良，性功能减退，男性隐睾，小阴茎，女性阴唇、阴蒂发育不良或无阴唇、阴蒂。第二性征发育不良或发育迟，促性腺激素水平低。营养性糖尿病。部分病例有小头、癫痫、指（趾）弯曲、并指（趾）、白内障、脊柱侧凸等。多数为散发，群体发病率为 1/1.5 万。

　　本病是非孟德遗传现象基因组印记的典型例证。其病因是由于第 15 号染色体长臂近中央关键区（15q11.2–q12）微缺失引起，即由于来自母方的 15 号染色体的单亲二体或父方 15 号染色体上的关键片段发生缺失所引起。本病只能对症治疗，如无肥胖并发症（糖尿病、肺通气不良等），寿命正常。可考虑用睾丸酮替代治疗。另外，还可以不同的表现采取饮食控制、激素替代疗法等以减轻症状。

专家提醒

　　本病预后不良，应加强婚、育的优生指导，应用 PBS 关键区片段克隆的探针可进行产前诊断。

19 什么是 Alstrom 综合征

小儿 Alstrom 综合征又称先天性黑蒙、遗传性先天性视网膜病、Alstrom-Olsen 综合征等。属于常染色体隐性遗传性疾病，主要为视力减退、神经性耳聋、肥胖、糖尿病、尿崩症、肾功能不全、性腺功能低下、高尿酸血症及高三酰甘油血症等。是发生最早、最严重的遗传性视网膜病变，出生时或出生后一年内双眼锥杆细胞功能完全丧失，导致婴幼儿先天性盲。

该病证病因未明，为常染色体隐性遗传性疾病。常染色体隐性遗传通常有以下规律：

（1）假如父母正常，孩子受累，那么父母都是杂合子，并且他们的孩子中平均有 1/4 的人会受累，1/2 是杂合子，1/4 正常。

（2）受累者和基因型正常的人结婚生出的孩子都将是表型正常的杂合子。

（3）受累者和杂合子结婚生出的孩子平均 1/2 将受累，1/2 是杂合子。

（4）两个受累者结婚生出的孩子都将受累。

（5）男女受累的机会均等。

（6）杂合子表型正常，但属携带者。

假如遗传病是由于某一特定蛋白质缺失所致（例如酶），那么携带者一般来说这种蛋白质的量会减少。假如已经知道突变的部位，分子遗传学分析可以鉴定表型正常的杂合子个体。近亲婚配在常染色体隐性遗传病中有重要作用。有血缘关系的人更容易携带同一个突变等位基因。该病呈常染色体隐性遗传，氨基己糖苷酶 A 基因座位位于 15q23-q24。同胞再发风险率为 1/4。病因、生化研究、诊断方法等方面都更趋完善。该病因缺乏氨基己糖苷酶 A，不能裂解神经节苷分子末端的 N- 乙酰半乳糖胺，导致神经节苷脂在脑组织中积蓄致病。故又名神经节苷脂累积病。

小儿 Alstrom 综合征临床上主要表现为：

（1）视力呈进行性减退是该病证恒定症状，常常在 2 岁的时候就会开始视力减退，且两眼轻度内斜。眼底检查可见双侧原发性视神经萎缩。

（2）听力轻度减退也是本病证恒定表现，听力测定可见为中度神经性耳聋。

（3）肥胖一般始于婴幼儿期，躯干型，2～10 岁最显著。自幼烦渴、多饮、多尿、食欲亢进。

（4）静脉肾盂造影可见双侧肾盂输尿管扩张。

（5）性腺功能异常降低的病证，表现为性器官及第二性征不发育，生长发育迟缓。

（6）糖尿病也为常见的内分泌代谢紊乱，还有高尿酸血症及高三酰甘油血症。高尿酸血症又称痛风，是一组嘌呤代谢紊乱所致的疾病，其临床特点为高尿酸血症及由此而引起的痛风性急性关节炎反复发作、痛风石沉积、痛风石性慢性关节炎和关节畸形，常累及肾脏，引起慢性间质性肾炎和尿酸肾结石形成。高三酰甘油血症，Ⅰ型常出现在儿童期。临床常伴发由胰腺炎、肝脾肿大、发疹性黄瘤和视网膜脂血症引起的腹痛。

该病证无多指畸形，或精神发育迟缓、智力低下等改变，是与其他病证不同之处。可以通过以下检查进行诊断：

（1）尿糖检查

正常孩子尿糖定性检查应为阴性反应。当尿中糖量出现＋～＋＋＋＋时，称为尿糖阳性。

（2）尿酮体检查

正常孩子尿中酮体含量非常少，尿酮体检查应为阴性。当患病时尿酮体检查为阳性。

（3）血糖检查

正常人空腹血糖浓度为 4.1～6.0mmol/L。空腹血糖浓度超过

6.0mmol/L 称为高血糖。

（4）尿酸检查

成人正常值为 90 ～ 420μmol/L。

（5）血三酰甘油检查

正常的三酰甘油水平，儿童胆固醇 4.4mmol/L，β 脂蛋白 365mg/dL。明确的高三酰甘油血症，大于 500mg/dL。临界性高三酰甘油血症，250 ～ 500mg/dL。检查血液中氨基己糖苷酶 A 活性，可检查出患者和携带者。

（6）其他检查

对培养的羊水细胞进行生化分析可做出产前诊断。眼底示双侧原发性视神经萎缩。听力测定示轻度神经性耳聋。静脉肾盂造影示双侧肾盂输尿管扩张。

专家提醒

小儿 Alstrom 综合征没有有效疗法。按糖尿病、尿崩症等常规用药均无效。有报道称，自人胎盘中提取氨基己糖苷酶 A 制成针剂注射，尝试治疗该病，但尚未取得满意效果。小儿 Alstrom 综合征预后不良。患者常于三四岁前死于呼吸道感染。本病以预防为主，预防措施应从孕前贯穿至产前，孕妇尽可能避免危害因素，包括远离烟雾、酒精、药物、辐射、农药、噪音、挥发性有害气体、有毒有害重金属等。在妊娠期产前保健的过程中需要进行系统的出生缺陷筛查，包括定期的超声检查、血清学筛查等，必要时还要进行染色体检查。一旦出现异常结果，需要明确是否要终止妊娠，胎儿在宫内的安危，出生后是否存在后遗症，是否可治疗，预后如何等，以便采取切实可行的诊治措施。

20 什么是肥胖性生殖无能症

　　李雪白白胖胖的，一副杨贵妃的富态像。本来属于晚婚的她，很想尽快生儿育女，以回报长辈对自己的厚爱。可"胎"不作美，两年下来子宫还是"空关房"。为此，夫妻俩真可谓费尽心血，最后得到大夫的答复竟是"肥胖性生殖无能症"。对于这一名称，夫妻二人从未听说过。最难过的还是小李，什么生殖无能，从不服输的她怎么也不愿接受这个现实。到底什么是肥胖性生殖无能症？

　　在医学上，肥胖性生殖无能症是一种不常见的疾病，罹患的原因与下丘脑四周部位疾病或脑垂体前叶分泌亢进有关。垂体及下丘脑病变皆可引起肥胖，但其体脂有特殊分布，以颈、颏下、乳、髋及大腿上部最为明显，手指部尖细，还有颅内病变及生殖腺发育迟缓。由于颅脑外伤所致的间脑损害，也可出现一般肥胖，但有尿崩、性功能低下及其他植物神经症状。近几年来，医学家通过动物试验和病理试验等广泛的研究，发现本病患者的中脑、第三脑室、下丘脑部位都有问题，不是炎症就是肿瘤。不仅如此，下丘脑是个独立性特别强的器官，任何"不速之客"只要使它受压，同样也会发生不幸。垂体肿瘤、颈动脉瘤、颅咽管瘤、蝶鞍范围内的血管瘤，都有可能造成本病。此外，脑炎、脑膜炎、脑脓肿、颅内结核、颅脑外伤、梅毒等也有可能产生本病。当然，原发性下丘脑－垂体功能紊乱也可导致本病。

　　值得指出的是，本病并非女性的专利，男性也会患上这个疾病，只是临床表现不一罢了。本病发病率无明显的性别差异。本病的发病年龄，大多在20岁以内，占70%左右。如果具体地了解一下病史就不难发现，几乎所有的患者均有原发性疾病，肥胖只是一个症状而已。本病患者的肥胖是较匀称，所不同的是乳房、肩部、下腹部、髋部及外生殖器尤其丰满，而面部、四肢脂肪分布偏少，指、趾细而尖，呈体大肢小型。

由于脑垂体、下丘脑病变，严重地影响了性腺的发育，本病发病越早造成的危害就越明显。若发生在青春期之前，女孩则出现肥大的乳房，但乳腺不发育或呈萎缩状态，外阴为幼稚型，第二性征停止发育。男性亦然，睾丸很小，经常不降入阴囊，生殖器不发育，胡须、阴毛、腋毛缺乏，没有男子的阳刚之气，音调尖细，皮肤非常细腻，活象温柔的女孩，甚至乳房也像女孩那样发育。假如本病发生在成年，女性则第二性征逐渐衰退，性功能低下，月经稀发或闭经，不育。此外，尚有食欲亢进、嗜睡、精神委靡不振等。本病是不难确诊的。当不能确诊时，还可进行雌激素试验、孕激素试验、促卵泡激素检查等，本病女性患者雌激素试验阳性、孕激素试验阴性。

专家提醒

　　本病的预后取决于原发病时间的长短、轻重和治疗效果。及时发现、及时确诊、及时治疗原发性疾病，是治愈本病的关键。在青春前期，一旦在某些疾病之后发生肥胖，就应进一步警惕，针对原发性疾病进行治疗。成年人发现相应可疑的疾病，应立即采取果断措施，以免影响性腺发育，造成不良结局。不论男女，只要是出现不明原因的肥胖、生殖系统发育迟缓或发育成熟后发生异常，就一定要看医生，不可粗心大意，任其发展，更不可默认健壮，遗憾一生。

21 肥胖与痛风有关系吗

12岁的思思得了肥胖症，医生说要限制高糖高脂饮食，妈妈怕孩子限制饮食会营养不良就经常给孩子吃一些高蛋白食品，比如虾之类的海产品。最近思思总是说自己腿酸腿软，妈妈以为是累了，就去医院想要医生给开膏药。医生检查完后，说孩子可能是痛风，检查了一下，尿酸高，果然是痛风。妈妈问医生为什么会得这种病？到底什么是痛风？肥胖与痛风到底有什么关系呢？

所谓痛风是指长期嘌呤代谢障碍、血液中尿酸升高引起组织损伤的一种疾病。痛风的临床特点是高尿酸血症、急性关节炎反复发作，最后导致痛风石形成，关节出现畸形，肾脏的实质受到损伤和肾尿酸结石。应该说，痛风虽然不是致命的，但是后果是十分严重的。那么，作用于这种疾病的嘌呤来自何方呢？它与肥胖到底有着何种联系呢？原来嘌呤是核蛋白的分解产物，主要来源于富含蛋白质的食物中，比如动物内脏、瘦肉等。因此有人简单地认为，只要杜绝动物内脏和瘦肉的摄入，就不会有嘌呤的困扰了，似乎痛风与肥胖没有任何关系，其实不是这样的。肥胖者为了控制体重，常食用高蛋白、低脂肪、低糖食物，增加了内源性嘌呤的摄入，会诱发痛风发作。医学统计表明，痛风不仅大都发生于肥胖病人中，而且肥胖症患者的痛风发生率比其他人高出50%以上。而肥胖病人一旦降低了体重，恢复到理想体重之后，痛风发生率就大为降低。因此，肥胖与痛风绝对有关。所以有痛风史的肥胖者，应该严格控制体重，但不要摄入高蛋白食物，在限制热量的同时，可适当增加碳水化合物的比例，形成限嘌呤、低热量、低脂肪、低碳水化合物的饮食结构。

22 肥胖和抑郁症有关系吗

　　妈妈发现小坤最近变得可烦躁了，一放学回家就发脾气，发完脾气就躲在屋里不出来，也不跟妈妈说话。妈妈以为有谁在学校里欺负他了，问他也不说，妈妈只好去问老师。老师告诉妈妈，小坤这两天脾气确实有点怪，小朋友们说他太胖了动作慢，都不肯跟他玩，他就一个人坐在教室里，不跟别人说话，老师试着跟他交谈，他也不理老师。老师说小坤好像得了抑郁症，希望小坤妈妈带孩子到医院咨询一下。妈妈带小坤去看心理医生，妈妈困惑孩子好好的，怎么会得抑郁症。心理医生问完情况后说，这跟孩子吃得胖有很大关系。心理医生说的对吗？儿童吃得胖了还会得抑郁症吗？

　　儿童抑郁症在儿童中并不少见，约占学龄期儿童的 0.3%。由于儿童心理发育尚不成熟，临床表现多不典型。常见症状有：情绪症状（不愉快、悲伤、哭泣，自我评价过低、不愿上学或易激惹、好发脾气、违拗、无故离家出走等），思维症状（言语减少、语流缓慢、自责自卑等，年龄大者可出现自罪妄想等精神症状），行为症状（不服从管教、对抗、冲动、攻击行为或其他违纪不良行为等），躯体症状（头痛、头昏、疲乏无力、胸闷气短、食欲减退、失眠等，这时极易造成误诊误治）。

　　研究表明，肥胖和情绪障碍有密切关系。超标的体重会导致严重的情绪问题。调查结果显示，凡是体重超过平均值的儿童，抑郁、易激惹、叛逆行为的几率要高出正常儿童许多。他们往往不爱和年龄相仿的小朋友一起游戏，甚至固执地认为同学们不希望和自己成为好朋友。即便有些孩子想和胖墩儿一起玩儿，但是肥胖孩子的动作过于迟钝，难以和其他小孩玩到一起。严重的情绪障碍使他们无奈之下只好回到家里，看电视或打电子游戏，使身体越来越胖。可见，肥胖症和抑郁症之间有密切的关系，二者相互影响。

专家提醒

肥胖儿童光靠减肥和运动治疗是不够的，家长不仅要从维护孩子的身体健康角度考虑，更要从维护心理健康着想。只有学会管理孩子的体重，才能教会孩子更好地适应社会。

23 为什么肥胖孩子还会贫血

细心的妈妈注意到小云最近脸色有点发黄，而且也不好好吃饭，常说有点头晕晕的，浑身没劲儿，就带小云去看医生了。医生检查完说孩子得了营养不良性贫血。母亲反驳说，不会吧，我们孩子个儿多大啊，白胖白胖的，怎么会缺营养呢？肥胖的孩子真的会贫血吗？

孩子肥胖的多数原因是吃进的食物在质与量上超过了需要，如吃高糖、高脂肪的食物，其多余的热量转变为脂肪在体内沉积，就会引起肥胖。但是不要错误地认为肥胖则表明孩子吃到了各种需要的食物，摄取到了足够的营养素，是健康的表现，不会出现营养素缺乏症。肥胖孩子如果进食含铁成分高的食物不足时，缺乏制造血红蛋白和红细胞的原料，同样会引起缺铁性贫血。尤其是肥胖儿体重超过同龄儿，按体重所需的铁量也超过了正常儿童，因此更应注意供给足够的含铁较多的食物，保证铁的需要量，否则反而更加容易引起贫血。

孩子肥胖也会发生贫血，那么贫血又是怎么一回事呢？

贫血是指全身循环血液中红细胞总量减少至正常值以下。但由于全身循环血液中红细胞总量的测定技术比较复杂，所以临床上一般指外周血中血红蛋白的浓度低于患者同年龄组、同性别和同地区的正常标准。沿海和平原地区，成年男子的血红蛋白如低于 12.5g/dL，成年女子的血红蛋白低于 11.0g/dL，可以认为有贫血。12 岁以下儿童比成年男子的血红蛋白正常值约低 15%，男孩和女孩无明显差别。海拔高的地区血红蛋白正常值一般要高些。贫血的主要临床表现为面色苍白、伴有头昏、乏力、心悸、气急等症状。

贫血按病因可分为以下几类：

（1）缺铁性贫血

缺铁而影响血红蛋白合成所引起的贫血，见于营养不良、慢性小量出血和钩虫病。

（2）出血性贫血

急性大量出血（如胃和十二指肠溃疡病、食管静脉曲张破裂或外伤等）所引起的。

（3）溶血性贫血

红细胞过度破坏所引起的贫血，但较少见，常伴有黄疸，称为溶血性黄疸。

（4）巨幼红细胞性贫血

缺乏红细胞成熟因素叶酸或维生素 B_{12} 引起的贫血，多见于婴儿和孕妇长期营养不良。巨幼细胞贫血是指骨髓中出现大量巨幼细胞的一类贫血。实际上巨幼细胞是形态上和功能上都异常的各阶段幼稚红细胞。这种巨幼细胞的形成是 DNA 合成缺陷的结果，核的发育和成熟落后于含血红蛋白的胞浆。经过适当的治疗，这些巨幼细胞都能很快变成正常的幼稚红细胞。巨幼红细胞性贫血在疗程后期可能出现相对缺铁现象，要注意及时补充铁剂。

（5）恶性贫血

缺乏内因子的巨幼红细胞性贫血。

（6）再生障碍性贫血

造血功能障碍引起的贫血，再生障碍性贫血（AA，简称再障），是由多种原因引起的骨髓干细胞、造血微环境损伤及免疫机制改变，导致骨髓造血功能衰竭，出现以全血细胞（红细胞、粒细胞、血小板）减少为主要表现的疾病。

专家提醒

肥胖孩子也会出现贫血，家长要摒弃孩子吃得胖就营养充足的错误理念，要合理安排孩子的饮食，均衡营养。

24 肥胖男孩为何容易阴茎短小，需要治疗吗

8个月大的小子龙营养可好了，吃得胖嘟嘟，奶奶在老家住，已经3个月没见小孙子了，看着小孙子吃得胖胖的，可心喜了，抱着孙子不舍得放下。奶奶突然发现小孙子的小"JJ"有点小，担心不会是什么病吧，就让儿子赶紧带小孙子去医院检查。医生说没什么大碍，是因为孩子太胖了把小"JJ"挤着了，奶奶这才舒了一口气。那么，肥胖造成的阴茎短小需要治疗吗？

阴茎短小与肥胖有一定的关系。肥胖的孩子由于脂肪比常人要多很

多，这些多余的脂肪可以在人体内任何地方恣意生长，连孩子的阴茎也难以幸免，甚至有被过剩的皮下脂肪"淹没"的危险。医学上把这叫"隐匿阴茎"，但肥胖本身不会直接导致这一问题的产生，可能是大脑中脑垂体产生的促性腺激素缺乏所致。此外，有些肥胖者，也可能存在病理上的因素，阴茎确实短小。正常成人阴茎勃起后长 11 ～ 16 厘米，自然状态下长 7 ～ 9 厘米，对大多数男性来讲，性成熟期是 18 周岁，基本发育就差不多了，如果有一些病态的话，可能会出现我们所说的青春期发育迟滞。

专家提醒

　　肥胖孩子阴茎短小大部分是因为脂肪堆积引起的，但也有病理因素，家长若遇到这种情况应到专业的泌尿外科医院找专业的医师检查分辨，有的胖孩子可能还需要通过手术矫正方能解决问题。

25 肥胖会使皮肤变黑吗

　　12 岁的小琪最近皮肤突然变黑，开始以为是晒黑的，也没在意，后来有个邻居见了小琪，就对小琪妈妈说孩子以前白白胖胖的，现在变得这么黑，会不会得了网上说的"黑棘皮病"，这才引起了妈妈的注意，赶紧到市医院皮肤科，后经该院皮肤科主任仔细检查，确诊为因肥胖引起的皮肤变黑，妈妈悬着的心这才落下了。肥胖也会使皮肤变黑吗？黑棘皮病又是怎么回事？

　　的确，肥胖也会使皮肤变黑，是因为年轻肥胖人群体内激素分泌过

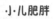

高引起的。

那么，黑棘皮病到底是怎么回事呢？

西医学上所说的黑棘皮病，不仅好发于胃肠道肿瘤老年人，年轻肥胖人群因为体内激素分泌过高，也有突发皮肤变黑的可能。该病证可发生于任何年龄，中年以后发病者约50%合并肿瘤。该病病因不明，可能与遗传、内分泌、药物、肿瘤等因素有关。恶性型多发生于皮肤皱褶部位，如颈、腋窝、腹股沟、乳头下、脐窝等处。灰棕色或黑色色素沉着，表面干燥、粗糙，逐渐增厚成细小乳头，如绒毛状，亦可进展成疣状或疣状赘生物，天鹅绒状改变为其特征皮损。可累及黏膜，常有甲板损害。新生儿、儿童或青年多为真性良性型，损害为单侧且较轻，青春期后可缓解，成年肥胖者多为假性黑棘皮病，药物型可发生于任何年龄，停药后皮损可逐渐消退。

专家提醒

老年人如果皮肤突然变黑，要提防胃肠道等肿瘤疾病作祟。年轻的肥胖者一旦出现皮肤突然变黑，可以去大医院专科就诊，不过也不用过于慌张，很可能是体内激素分泌过高引起的，只要坚持锻炼，把体重减下来，症状终究会慢慢缓解的。

26 肥胖者易患皮肤病吗

又到夏天了，这是2岁的小蒙最难熬的3个月，一到夏天小蒙白白胖胖的皮肤就会被小痱子占据，灼热瘙痒，十分痛苦。妈妈看小蒙难受，心里也不舒服，就带小蒙去看医生，医生说小蒙比别人家孩子易生痱子，最主要的原因可能是太胖了。吃得胖为何易生痱子？胖孩子还易患哪些皮肤病？

肥胖者皮下脂肪丰厚，不利于散热，特别是在炎热的夏天，只有靠多出汗来降低体温。所以，汗腺的分泌显得亢进，很容易生痱子，往往遍身都是痱子，灼热瘙痒，十分痛苦。

我们都知道身体肥胖者容易患皮肤病，肥胖者易患哪些皮肤病，为何容易患这些皮肤病呢？

（1）肥胖者的皮脂腺分泌活跃，容易患脂溢性皮炎。头皮的皮脂溢出也会增多，这样就使毛囊血液供应减少，毛发的营养和正常生长受到限制。皮脂腺内胆固醇分泌增加，也会堵塞汗腺和皮脂腺，降低头皮的代谢，使毛发容易脱落，形成秃顶。

（2）肥胖者皮肤皱褶多，尤其是乳房下部、腹部与大腿根部的皮肉接触、重叠和磨损，也很容易患各类皮肤病。最为常见的是寻常牛皮癣，牛皮癣在红斑上附着较厚的银白色鳞屑。

（3）毛发角化症是青春期肥胖者的常见皮肤病，好发于上肢的伸侧和耳前部，可见与毛孔一致的角化性丘疹。如发生在面部，还有轻度色素沉着和毛细血管扩张，使面部出现潮红。中年女性肥胖患者还好发一种非特异性的慢性皮下脂肪组织炎症。

（4）黑色棘皮病和皮肤萎缩纹也是肥胖症患者特有的、常见的皮肤综合征。后者的好发部位在下腹部、腰部、大腿内侧、乳房、臀部外侧、膝关节及上臂，皮肤萎缩条纹常常与皮肤的紧张方向对应而垂直，外观呈松软、灰白色瘢痕状，我们常常说的肥胖纹、妊娠纹就是属于这类皮肤萎缩纹。

（5）肥胖者还容易发生下肢瘀血性皮肤疾患，如下肢静脉曲张、血栓性静脉炎等。由于肥胖易引起糖尿病、脂肪肝和高胆固醇血症，皮肤还容易生汗斑、湿疹、疖痈，易出现皮肤瘙痒。肥胖症患者易发生腹股沟脆皮症，表现为腹股沟的皮肤在外力作用下容易发生线状裂纹。

专家提醒

　　肥胖儿童易患多种皮肤病，影响孩子健康，当孩子因为肥胖而苦于皮肤病时，家长应引导孩子减肥。

27 肥胖的孩子为何有皮肤纹

　　爸爸喜欢下班回家后跟女儿小岩闹着玩，却无意中发现在女儿膝盖后、肚子和腰上有红色的纹，刚开始发现有 2 条，没太在意，大约 2 个月发展到 7 条之多，爸爸想知道这是什么？正好爸爸的一个朋友是医生，他就向朋友咨询了一下，朋友告诉小岩爸爸这与肥胖有一定的关系，引导孩子减肥即可。这些纹是什么？肥胖的孩子为何有这些纹？

　　这些就是皮肤纹，是由于太胖引起的。肥胖孩子的脂肪增长过快，而皮肤生长相当缓慢，就把皮肤胀裂了。

28 宝宝睡觉时打呼噜是因为吃得胖吗

　　2 岁的亮亮爱吃爱玩，吃得胖胖的而且很淘气，经常跑到大街上跟小朋友打闹，每每都玩得满头大汗，玩累了就回来睡觉，睡得十分香甜，还常打呼噜，每当听到孙子的呼噜声奶奶总是笑着说："瞧这孩子，准是玩得太累了。"妈妈却说："是咱家亮亮吃得太胖了，才打呼噜的。"到底谁说的对呢？

　　奶奶和妈妈说的都对，孩子在极度困乏时睡觉可能打呼噜，肥胖儿也可以出现打呼噜。因为肥胖儿童的呼吸道周围被脂肪填塞，使呼吸无法顺畅，当软腭与咽喉壁之间的震动频率增大时，就会出现鼾声。此时只要在不影响身体健康的前提下，科学地减肥就可以了。但宝宝睡觉时打呼噜，虽说是声音不大，却危害不小。从表面看，打呼噜似乎对身体没有什么危害，可是如果处于生长发育阶段的宝宝持续打呼噜而不进行治疗，会引起感冒、营养不良、耳部疾病，严重的还会造成智力下降，导致孩子注意力不集中。

严重的肥胖者由于脂肪的过度堆积，限制了胸廓和膈肌的运动，使肺通气量不足，呼吸浅快，肺泡换气量减少，造成低氧血症、气急、发绀、红细胞增多、心脏扩大或者出现充血性心力衰竭，甚至死亡，称之为肥胖－换气不良综合征。多数病人伴有阻塞性睡眠呼吸暂停，此综合征可以导致呼吸困难、睡眠质量差、白天疲劳、腿肿、视乳头水肿而视觉模糊不清和各种其他症状，最严重的后果则是在睡眠时因呼吸暂停而突然死亡。

另外，宝宝打鼾还与以下因素有关：

（1）小婴儿奶块淤积

这并不是病，不要立即将宝宝放下睡觉，而应将他抱起，轻轻拍其背部，就可以防止。

（2）扁桃体肿大

如果扁桃体发炎，可在医生指导下服用消炎药。如果比较严重，可以考虑手术割除扁桃体。

（3）腺样体肥大

除先天性的增殖体肥大以外，当气温发生变化、抵抗力下降，或患上呼吸道感染、扁桃体炎、鼻咽炎、鼻窦炎等，均可导致增殖体肥大，过敏性鼻炎也能造成增殖体肥大。此时可在专业医生指导下服用药物，或者考虑进行手术割除。

（4）支气管炎症

此时应及时治疗支气管炎症，并注意防范其复发。

专家提醒

当然，医生也指出，并非宝宝一打呼噜就要如此紧张，有时候可能仅仅是睡姿不好的缘故。试试让宝宝将头侧着睡，这样可以使舌头不致过度后垂而阻挡呼吸通道，也许打呼噜的问题就解决了。如果排除疲劳、感冒等因素孩子仍然打呼噜，且严重影响睡眠质量，就要到医院就诊，积极对症治疗和减轻体重，病情大多能够好转。

29 中医如何理解肥胖症

肥胖症以多食少动、身体肥胖为临床特征，属中医学瘀涨范畴。肥胖症多属于虚实夹杂，标实本虚之证。标实以痰浊、膏脂为主，常兼水湿，亦兼有气滞、血瘀；本虚则以脾胃不足，甚者脾肾虚弱为主。病位以脾为主，次及肾及肝胆，亦可及心肺，但总以脾肾气虚为多见，肝胆疏泄失调也有见。病理因素为湿痰瘀滞，主要病机转归为脾胃受损，脾不散精，或脾肾不足，水道不利，变生膏脂痰湿，瘀积体内而成肥胖。

辨证论治是中医学的精髓。肥胖症多以虚实夹杂、标实本虚辨证。本病的治疗应遵循虚则补之，实则泻之。因引起肥胖的原因多样，个体差异较大，证候表现错杂，临床当审因辨证，分而治之。从辨证施治的角度，中医将肥胖分为脾虚湿阻型、脾肾两虚型、胃热湿阻型、肝郁气滞型、阴虚内热型五种临床类型，根据不同的证型特点进行不同的治疗，可以收到理想的效果。

NO.4

小儿肥胖症的最新中西医治疗方法

1 儿童体重的变化有何特点

小亚出生时 3.6 千克，今年 7 岁了，体重为 23 千克，小亚妈妈想知道自己孩子体重是否正常？孩子的体重应该怎样变化才算正常？

体重是身体全部重量的总和，机体重量的变化，小儿体重是否正常，可以判断小儿的生长发育情况，有时还要根据体重计算用药量。新生儿出生体重平均为 3 千克，正常范围最低为 2.5 千克，最高为 4 千克。通常在出生后最初几天都有生理性的体重减轻，到了出生后 3 ～ 4 天，可以减少体重的 6% ～ 9%，如果超过 10% 则可以考虑为病理性或喂养不足，过了 3 ～ 4 天，体重又开始回升，一般在 7 ～ 10 天恢复出生时的体重，以后体重逐渐增加，年龄越小，增加越快。在喂养合理的情况下，头 3 个月增长最快，平均每天增加 25 ～ 5 克，前半年平均每月增加 600 克，后半年平均每月增加 500 克，1 年以后平均每年增加 2 千克，到了学龄期每年平均增加不超过 2 千克，6 ～ 7 岁开始每年增加值又有上升，到了青春期每年可增加 6 千克。小儿体重 3 ～ 5 个月时为出生体重的 2 倍，1 岁时为出生体重的 3 倍，6 ～ 7 岁为出生体重的 6 倍，到了 13 ～ 14 岁则为出生体重的 12 倍。

13 ～ 14 岁，不论男孩、女孩都将进入青春期，又有一个体重逐渐增加的过程。当体重超过同一年龄组的平均体重时，则有可能是肥胖。

专家提醒

孩子增重有一定的规律，孩子的体重增长过快或过慢都要引起家长的注意，做到及时发现及时解决。

2 儿童减肥应注意什么

9 岁的小慧慧体检时被诊断为肥胖症，学校要求凡体重超标者家长要积极引导孩子减肥。妈妈也想帮小慧慧减肥，可不知道孩子减肥应该注意什么。儿童减肥毕竟和大人不同，到底儿童减肥需要注意什么呢？

儿童正处在生长发育期，其减肥与大人不同，有自己的原则：

（1）少儿减肥不宜吃药

少儿正处在身体发育期，不宜用药物减肥，是药三分毒，包括用药材制成的减肥茶等，造成频繁的排便（甚至腹泻）、排尿会严重损失电解质，严重损伤机体，甚至侵害肾脏及神经系统。不良药物同时还会损伤孩子的肠胃系统和心脏瓣膜。

（2）少儿减肥不能过度节食

过度节食往往会事与愿违，甚至产生严重营养不良，机体抵抗力下降，会产生厌食症、贫血及低血糖昏迷等。少儿减肥必须在充分保证均衡营养的基础上进行。

（3）少儿减肥不能少饮水

真正的减肥在于减脂而非减水，因此减肥无需节水。少儿减肥宜多饮水，水在物质代谢、血液循环、体温调节和机体代谢废物排泄过程中起重要作用。

（4）少儿减肥不能减少睡眠

少睡眠、少休息对少儿发育和成长十分不利，青少年时体内的合成过程大于分解过程，而且生长是在夜间进行的，故必须有充足的睡眠。当然不能整天蒙头大睡，合理的是每天睡足 8 ～ 9 个小时，其他时间用于学习和运动。

（5）家长切莫采取激将法

肥胖的孩子很敏感，家长千万不要说这样的话："瞧瞧，人家身材多好，看你，胖得像个小猪，真笨，还不快减肥。"对减肥中的孩子，家长务必多鼓励，如果能同孩子一起行动，那就更好了。

专家提醒

家长应该培养孩子良好的生活习惯，科学合理帮孩子减肥。

3 胖孩子的坏习惯有哪些

市儿童医院小儿肥胖门诊的专家每周都要进行一次家长答疑，这个周末和以往一样，前来参加的家长挤满了会堂。今天的主题是大部分孩子长胖都是因为坏习惯引起的。那么，胖孩子都有哪些坏习惯呢？专家给我们总结了以下几条：

（1）不吃早餐。

（2）吃饭时狼吞虎咽，吃饭速度快。

（3）喜欢呆在家里，不习惯户外活动。

（4）每次吃饭都要吃得很饱才罢休。

（5）喜欢玩游戏机或电脑，而且长时间看电视。

（6）大多有晚上睡觉前吃东西的习惯。

（7）不做家务。

（8）爱吃快餐或油炸食物。

（9）常喝甜饮料。

（10）偏食，讨厌吃青菜、水果。

专家提醒

要想自己的孩子不得肥胖症，家长要积极参与，帮助孩子戒掉这些坏习惯。

4 准妈妈怎样判断是否超重，如何有效预防

小敏今年 23 岁，已经怀孕 6 个月了，这个周末丈夫又带小敏来体检了，医生说小敏这个月的体重增加超过了正常值，在怀孕期间增重过多的话出现并发症的几率会直线上升，产下孩子的肥胖率也相当高。而且在孕期体重超重过多的话，产后恢复体形的难度也会大大增加。应该采取一定的办法防止孕期超重的发生。准妈妈怎样判断是否超重呢？又如何有效预防孕期超重呢？

妊娠期营养素摄入不足或过剩，均会影响孕妇自身健康和胎儿的正常发育。因此，必须调整孕妇的膳食营养，以适应妊娠期母体特殊的生理和满足胎儿生长发育各种营养素的需要，确保母婴健康。那么，准妈妈怎样判断自己体重有否超标或肥胖呢？专家认为，一般孕期体重增长在 10 ～ 12.5 千克为正常，有研究显示，孕期增重控制在 9 ～ 14 千克，有助于减少不良妊娠的发生，孕妇每周体重增加以 0.5 千克左右为宜。对于孕前肥胖的孕妇，更应控制孕期体重的增加，肥胖孕妇孕期增重 4.5 ～ 9 千克为宜。

控制孕期体重可以采取以下方法：

（1）饮食规律均衡。保持吃早餐、午餐、晚餐和两顿小食的规律饮食。每天摄取 1800 ～ 2400 的卡路里就足够了。不规律的饮食习惯很容

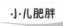
易引起增重过多。

（2）设立一个饮食日记。可以参考医生或营养师的建议，结合自己建立的饮食日记的记录来改善自己食物的摄取量等。例如，增重过多或增重过少的话就可以根据饮食日记的记录增加或减少食物。

（3）避免喝果汁和带甜味的饮料。这些饮料通常会含有很多的卡路里。尽量只是喝低脂或无脂牛奶、水。

（4）并不是在怀孕的4～6个月才开始增重。应该是每个月都增重1～1.5千克。

（5）经常进行运动，即使每天只是散步慢走15分钟，都能够从中得到不少的益处。

（6）避免摄取单糖。应该选择含碳水化合物的食物，如全麦面包、燕麦、蔬菜和水果等。

（7）进食健康和富含营养的食物，例如涂了花生酱的全麦方包片、酸奶等。

（8）每天喝8～10杯的水。保持身体内的水分充足也有助于减少食量。

（9）每天摄取25～30克的纤维素。富含纤维的燕麦和全麦类食物更容易产生饱足感。

专家提醒

有一点很重要，即如果体重超重的话，准妈妈们一定要保持良好的心态，这样才能有利于胎儿的成长，否则如果心理有负担的话，对怀孕是没有什么好处的。因此，准妈妈不仅要保持身体的健康，心理健康同样重要。

5 减肥时体重降得越快越好吗

绝大多数减肥者都希望减肥时体重下降越快越好，盼着一天能减几千克，最好"一天减个瘦子"。但是这样往往欲速而不达，不仅打击了自己的信心，而且会危害身体健康，危及生命。在减肥过程中，最需要强调的一点就是减肥需要循环渐进。

首先，肥胖是多年脂肪积累的结果。当机体减轻时，脂肪、蛋白质和糖三大营养素在体内的代谢也随之而变，身体内的各个器官就需要时间来适应新的身体状态。当体重降低太快时，机体功能无法快速适应，就会引起身体不适，危害健康。例如，减肥太快必然脂肪在体内的动员加快，一方面由于肝脏的功能未适应，分解的脂肪酸运送不及时，造成身体周围的脂肪分解到达肝脏时无法清除，引起脂肪肝，进而损伤肝脏的功能。另一方面，脂肪代谢不全，中间产物酮体的产生明显增多，过多的酮体在体内蓄积，不但影响肝、肾功能，量多时还可以引起酮症酸中毒性昏迷，抢救不及时可造成死亡。

其次，从医学角度来说，每天减几千克的想法是违反科学事实的。一个人每天约需要 1600 千卡的热量来维持身体内部功能和日常生活的需要。减肥时，可以降低日常生活的需要，但维持身体内部功能的能量是必须的，约最低 1000 千卡。也就是说，减肥时，每天可降低的能量约为600 千卡为安全。1000 克脂肪在人体内可产生的热量为 8000 千卡，每天减低 600 千卡需要大约 14 天才能消耗 8000 千卡。也就是说，要减掉 1千克脂肪，如果每天节食 600 千卡，需要约 2 周的时间。当然，如果增加体力活动，速度会更快一些。

专家提醒

减肥是一个长期的过程，不可能一蹴而就，而且减肥的最佳速度和效果是因人而异的，需要有坚定的信心和毅力才能成功。

6 小儿肥胖症能做缩胃减肥手术吗

11岁的月月贪吃又爱玩，今年身高140厘米，体重却高达43.5千克。出生时仅为2.5千克。月月的爸爸妈妈自身比较注重饮食，家人以清淡蔬菜为主，家族中没有人很肥胖。可女儿十分贪吃，经常瞒着妈妈偷吃夜宵和零食，妈妈实在感觉很无奈，怕她日后的生活因减肥而受到种种折磨，影响学习，影响身心，又不想让女儿吃减肥药，于是月月的妈妈就到医院咨询能不能给女儿进行胃切除术。

胃切除术就是通常所说的缩胃减肥手术，他的效果介于胃绕道和胃束带之间，因此是一个相当中庸的手术。由于其并无肠道重建和在人体内放置外物，表面看来似乎是一个相对理想的手术，但是此手术涉及切除部分胃部，切除后是不可还原的，因此术前要考虑清楚。此手术一般适合超级大胖子，即因为肥胖造成生活不能自理，以及带来糖尿病、冠心病等各种肥胖并发症者，而在我国，由于饮食习惯和体质的差异，真正符合缩胃减肥手术要求的胖子并不多见。并且手术创伤较大，术后体重并非必然下降，而且还容易出现营养不良、胃肠功能丧失、内分泌紊乱等并发症，严重影响孩子的身体健康。

专家提醒

　　月月虽然属于肥胖症，但儿童期是不主张通过"胃缩"手术来减肥的，建议通过调整饮食和运动减肥。

7 合理的运动为什么能减肥

　　涵涵今年六 6 岁了，体重 22 千克，被诊断为肥胖儿，医生给涵涵开了运动处方。合理的运动真的能减肥吗？是通过什么机理使孩子瘦下来的呢？

　　合理的运动的确能减肥。人体的能量消耗主要有三个方面：

　　（1）维持基础代谢所需的能量，即维持呼吸、心跳、排泄、腺体分泌等生命活动所需的能量。

　　（2）食物的特殊动力作用，即进食后机体向外散热比进食前增加所消耗的热量，这与各种热源物质在体内进行同化、异化、利用、转变等过程有关。

　　（3）机体活动，尤其是体力活动是人体热能消耗的主要因素，有激烈运动时机体的能量消耗可比安静时提高 10 ～ 20 倍。

　　因此，就能量消耗而言，运动减肥对所有的人都有效，这是毋庸置疑的。

　　但为什么有些人参加锻炼，体重不仅没减反而增加了呢？众所周知，减肥最基本的原理是能量的负平衡，即热能的消耗要大于热能的摄入。锻炼后体重不仅没减反而增加，不外乎两种情况：一是运动中消耗的热能不足，二是运动后摄入的热能物质过多。不管能量消耗多少，运动后

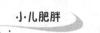

便大吃大喝，补充的热能远远超出了消耗掉的能量，这岂能不胖？

专家提醒

　　坚持体育锻炼，又适当节食，才是正确的减肥之路。幸运的是，一些研究报道，适量运动又有抑制食欲的作用。

8 孩子到底怎样减肥呢

　　（1）治疗任何原因引起的脂肪病，皆以饮食管理为主

　　饮食管理不仅指对摄入热量进行严格计算和控制，有选择地进食或避免进食某些食物，还包括对摄食行为、食物烹调方式进行调整。调节饮食的原则如下：

　　1）限制食量时必须照顾小儿的基本营养及生长发育所需，使体重逐步降低，最初只要求制止体重速增，以后可使体重渐降。至超过正常体重范围10%左右时，即不需要再限制饮食。

　　2）设法满足小儿食欲，避免饥饿感。故应选热能少而体积大的食物，如芹菜、笋、萝卜等。必要时可在两餐之间供给热能少的点心，如不加糖的果冻、鱼干、话梅等。

　　3）蛋白质食物能满足食欲，特殊动力作用较高，且为生长发育所必需，故供应量不宜少于每天每千克体重2克。

　　4）碳水化合物体积较大，对体内脂肪及蛋白质的代谢皆有帮助，可作为主要食品，但应减少糖的摄入量。

　　5）适量摄入脂肪。膳食中保持适量的脂肪，对减肥有一定益处。这是因为：其一，脂肪可以抑制胰岛素的分泌和胰高血糖素的分泌，促进

机体对脂肪的利用。其二，碳水化合物摄入减少，易造成相对较多的脂肪在体内代谢不完全而产生一定量的酮体。酮体有抑制饥饿感觉的作用。酮体被分解排出体外时，还可额外消耗一些热量。此外，适量的脂肪也会使人产生饱腹感，使减肥者也较自然地接受低热量膳食，而不觉得饥饿难耐。但厚味油汁及各种甜食脂肪食品均在禁忌之列。

6）总热能必须减少，对 10 ～ 14 岁肥胖儿一般可供热量 5020 焦耳（1200 卡）左右。具体供应可依个别小儿实际情况而定。

7）维生素及矿物质应当保证供给。总热量的摄入减少时，常伴有无机盐和维生素的摄入不足。因此，在减肥期间，应多食新鲜瓜果、蔬菜、海产品及富含纤维的食品。常晒太阳属必要。

8）根据以上原则，食品应以蔬菜、水果、麦食、米饭为主，外加适量的蛋白质食物，如瘦肉、鱼、鸡蛋、豆类及其制品。饮食管理必须取得家长和患儿的长期合作，经常鼓励患儿坚持治疗，才能获得满意效果。

（2）中等强度的运动

应提高患儿对运动的兴趣。运动要多样化，包括慢跑、柔软操、太极拳、乒乓球及适当游泳等。肥胖者的家庭成员最好同时参加，易见疗效。每日运动量约 1 小时，应逐渐增加。剧烈运动可激增食欲，应避免。体育锻炼的设计应重视有体重移动的运动，距离比速度重要，同时应注意柔韧性运动。运动形式可选择有氧运动，有氧运动与无氧运动交替，还可有技巧运动。运动强度依据个体的平均强度，一般为最大氧消耗的 50%（为最大心率的 60% ～ 65%）。运动频率为每周 3 ～ 5 次。运动时间为 1 ～ 2 小时。运动期限以 3 个月为一个阶段，1 年为一个周期。

（3）适当增加力量训练

科学研究证明，有氧运动可以提高人体的最大摄氧能力，但并不提高体内瘦体重的含量，而力量训练不能有效地改善最大摄氧能力，但却能明显增加体内瘦体重的含量，瘦体重的增加可提高机体的安静时代谢率。这意味着什么呢？用简单的话说，即使是在睡觉，瘦体重多的人也比瘦体重少的人消耗的能量要多。由此可见，力量训练无论是对维持原有的理想体重，还是对发福后的减肥，都是很有意义的。

（4）解除精神负担

有些家长为肥胖儿过分忧虑，到处求医，有些对患儿进食习惯多方指责，过分干预，都可引起患儿精神紧张或对抗心理，应注意避免。对情绪创伤或心理异常者应多次劝导，积极援助，去掉他们的顾虑和忧郁。要使患儿加强信心，改变过食少动的习惯，通过对肥胖儿的行为分析找出其肥胖的主要危险因素，制定行为矫正方案。鼓励肥胖儿记录行为日记，主要是对行为矫正过程中的体验，包括困难、体会和经验。家长、教师、医务人员协助创造有助于肥胖儿童持续坚持体重控制训练的环境。

（5）药物疗法

目前，市场上主要的减肥药有以下几种：

芬氟拉明：属于食欲抑制剂。

奥利斯他或赛尼可：抑制肠道脂肪酶的活性，以减少30%脂肪吸收。

诺美婷、西布曲明：抑制5-羟色胺再吸收，增加产热。

二甲双胍：影响吸收的药物，有降血糖、降血脂的作用，适用于高胰岛素血症者。

这些药物对儿童毒副作用较大，不主张应用。药物治疗主要针对并发症的治疗，如护肝、降血脂等。

专家提醒

在进行减肥运动时，应坚持以有氧运动为主，适当增加力量练习，以增加瘦体重的含量，巩固和增强减肥效果。儿童正处在生长发育期，故儿童肥胖最好不要用药物治疗。

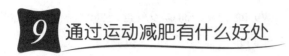

9 通过运动减肥有什么好处

小孟今年 10 岁了，由于吃得胖很多小朋友都嘲笑他，小孟很苦恼，于是小孟就下定决心一定要减肥，天天嚷着要妈妈带他去看医生，医生说小孟现在太小不适合药物治疗，运动是最好的疗法，对孩子损伤最小，而且还有很多好处。到底运动减肥有什么好处呢？

根据国内外的研究，运动减肥的益处可以归纳为以下几点：

（1）促进能量消耗，造成机体的热能负平衡。

（2）抑制食欲。

（3）对维持正常的血压、降低血清胆固醇水平、提高心肺功能都有积极作用。

（4）可以改善人的心理状态，有助于消除焦虑。

专家提醒

运动减肥好处多多，建议家长引导孩子采用运动法减肥。

10 运动和节食哪一种方法减肥更好

11 岁的萌萌好吃懒动，又爱吃零食，体重已经升到了 50 千克，体形已经变了，孩子已经长大了，妈妈很担心孩子将来会因为吃得胖烦恼，决心帮女儿减肥，又不想让女儿吃减肥药，怕有副作用，妈妈想通过控制饮食或运动的方法帮孩子减肥，但又不知哪种方法更好？

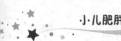

运动可以防止减肥过程中瘦体重的减少。研究证实，单纯食物减肥时瘦体重的丢失约占减肥总重的25%，而适当节食的同时进行体育锻炼，既能消耗多于的能量，又能防止瘦体重丢失。运动减肥可以防止由单纯节食而造成的机体代谢水平降低。热能摄入减少到一定程度，可使机体安静状态的代谢率（RMR）迅速下降20%左右，由于安静状态的代谢率降低，不少节食减肥者当减肥达到一定程度时，就似乎进入一个平台期，即使继续节食，体重也不再下降了。但是，一旦节食停止，由于机体的吸收能力反射性提高，体重则迅速回升。只有运动能够提高安静状态的代谢率，使体重继续下降而不出现反弹。

专家提醒

　　运动减肥虽优于节食疗法，但如果家长能把控制饮食和运动结合起来监督孩子减肥，效果会更明显。

11 小儿肥胖症和成人的治疗方法一样吗

　　欣欣的爸爸妈妈平时没有良好的饮食习惯，都吃得很胖，欣欣自然也很胖，欣欣爸妈平时工作忙没空运动，就通过药物和针灸减肥，欣欣爸妈也想通过这种疗法帮孩子减肥，这样可以吗？成人减肥方法适合于儿童吗？

　　儿童肥胖的治疗与成人不太相同，由于其处在身体发育阶段，任何过激的治疗方法对儿童的健康发育成长都会构成不良影响。在儿童时期，药物减肥副作用大，并不适合儿童。在治疗儿童肥胖症时应注意儿童身体生长发育的特点，以控制体重为基本概念，不进行以减轻体重为目标的所谓减肥、减重治疗，禁止使用禁食、饥饿、半饥饿或变相饥饿疗法。

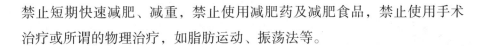

禁止短期快速减肥、减重，禁止使用减肥药及减肥食品，禁止使用手术治疗或所谓的物理治疗，如脂肪运动、振荡法等。

专家提醒

儿童减肥无论采用何种方式都不能以影响孩子正常生长发育为代价。

12 肥胖症合并低氧血症时怎么治疗

5岁的静静在农村长大，爸爸在国外打工，静静由妈妈带着，妈妈从小也没上过学，不懂什么医学常识，只知道孩子吃得越多长得越结实，就不停地让静静吃，静静都吃成小胖娃了，妈妈还让静静多吃。静静最近一段时间在跟小朋友玩时，动则就气喘吁吁，妈妈觉得孩子是玩得太累了，也没在意。今天妈妈又带静静上街玩，玩了没一会，静静不知怎么了，突然昏倒了，眼睛也睁不开了，口唇周围还发青，妈妈吓坏了，赶紧打120把她送到了医院。医生说孩子是因为吃得太胖了合并了低氧血症，幸亏送来的及时，不然后果不堪设想。到底什么是低氧血症呢？

低氧血症是指血液中含氧不足，动脉血氧分压低于同龄人的正常下限，主要表现为血氧分压和血氧饱和度下降。偶见极度肥胖儿的体重高达标准体重的4～5倍，由于脂肪过多，限制胸廓和膈肌的动作，引起呼吸浅快、肺泡换气量减低，形成低氧血症，并发红细胞增多症，出现紫绀、心脏增大及充血性心力衰竭，可致死亡。当肥胖症并发气促、低氧血症及心力衰竭时，除给3347焦耳（约800卡）左右的低热量饮食外，给予强心剂、利尿剂和低浓度氧吸入，必要时进行抢救。

专家提醒

　　对本病的预防应从胎儿期做起，若有家庭成员肥胖史或孩子体重增长过快时，应及早干预，出现低氧血症时应及时救治，以防有生命危险。

13 儿童肥胖症的基本治疗方案和目标是什么

　　儿童肥胖症的治疗强调以运动处方为基础，以行为矫正为关键技术，饮食调整和健康教育贯彻始终，以家庭为单位，以日常生活为控制场所，肥胖儿童、家长、教师、医务人员共同参与的综合治疗方案。

　　确立体重控制的近期目标和远期目标。

　　近期目标为：①促进生长发育（特别是线性发育），保持增重速率在正常生理范围内。②提高有氧能力，增强体质健康。③体育成绩合格。④懂得正确的营养知识，会正确选择有利于控制体重的食物和生活方式。

　　远期目标为：培养具有科学、正确、合理的生活方式，身心健康发育，没有心血管疾病危险因素的一代新人。医务人员监督下的治疗疗程至少为1年。

14 学龄期肥胖怎么控制

　　学龄时期发生的肥胖绝大多数属于单纯性肥胖，其发生原因既有环境因素又有遗传因素。营养过剩是儿童青少年肥胖的最重要原因，吃进去的食物过多，以致多余的热量转变成脂肪，在体内蓄积，同时，又缺乏足够运动，那么，缺乏运动也是造成儿童少年肥胖的最重要因素。饮食习惯与肥胖密切相关，有人研究，大量吃甜食、动物性脂肪和油腻食物的人容易发生肥胖。

专家提醒

　　养成良好的生活习惯和进食习惯，不要偏食糖类、高脂、高热食物。养成参加各种体力活动和劳动的习惯。比如，可以走路的场合不要坐车，上下楼要自己爬楼梯，不要坐电梯。养成每天都有一定体育锻炼的习惯。上述习惯的养成对一生的生活方式，特别是防治成人期静坐式生活方式都有重大影响。

15 为什么青春期肥胖是危险关卡

　　青春期肥胖是指青少年身体里脂肪过多蓄积造成体重超标准的现象。一般体重超标10%为超重，超20%为轻度肥胖，超30%为中度肥胖，超50%为重度肥胖。个别青少年因骨骼坚硬、肌肉发达而超重不算肥胖。肥胖青少年常常一活动就感到心慌气短，甚至由于氧耗量和心输出量增加，出现头晕、头痛和血压增高等现象。青春期控制肥胖很重要。这不仅是一个关键时期，也是一个危险时期。特别对女孩，除了体重增加，心理上的压力、担忧、冲突也增多。追求苗条体形引发不少女孩对减肥的错误认识，片面追求节食、禁食，盲目服用减肥食品或药品，造成损伤或死亡。这一时期健康教育的重点是加强对营养知识和膳食安排的指导，运动处方训练的指导，正确认识肥胖等。对于已经肥胖或可能肥胖的青年应由专业医生给予个别指导并且鼓励双亲参加，共同安排子女生活。

专家提醒

青春期是孩子发育的另一个关键时期，家长应十分注意预防孩子青春期肥胖，以防孩子体形改变及因此导致的心理问题的出现。

16 儿童肥胖减肥的最好时机是什么时候

少儿肥胖可分为乳儿肥胖、幼儿肥胖、学童肥胖、青春期肥胖。从小儿最容易发胖的年龄来说，有两个时期：一是脂肪组织发育最旺盛的乳儿期，一是青春前期。乳儿期是以脂肪细胞数增殖为主并伴有肥大。青春期与之相反，脂肪细胞以肥大为主伴有增殖。从乳儿期肥胖伴有脂肪细胞增殖这一点来说，可以知道其多少与后来的肥胖有关。当然，也有自然减轻的事例。所以，乳儿期的肥胖也可看成是良性肥胖。有70%～80%的学童期肥胖、青春前期肥胖会发展为成年肥胖。因此，儿童减肥应从幼儿期开始。

17 小儿肥胖症的治疗只是医生的事吗

敏敏得了肥胖症，妈妈带她到医院做治疗，医生给敏敏做完检查后说孩子属于中度肥胖，必须规范治疗，医生还补充说在治疗过程中需要家长密切配合，治疗效果的好坏很大程度上取决于家长。敏敏妈妈听了就有些糊涂了，帮孩子治疗不是医生的事吗？跟我们也有关系吗？

确实像医生所说，家长在小儿肥胖症的治疗过程中起着至关重要的作用，甚至是决定性作用。小儿不像成人那样能较好地配合医生，给治疗方案的实施带来一定的困难。因此，家长的密切合作就显得尤为重要。就饮食疗法来说，必须有家长的参与，并要求家长掌握一些有关方面的知识，如不让孩子偏食、过食，不给予高糖、高脂肪等高热量饮食。对小儿进行节食治疗，让其忍受饥饿之苦，这也是一种较难的事情。因此，在进行饮食控制之前，务必将肥胖的危害、节食的道理和治疗方案，耐心而详细地告诉给孩子，以求得他们的配合，这一点对于治疗的顺利进行与否，有着关键性的作用。

18 中医如何辨证治疗肥胖

中医看病提倡望、闻、问、切，随之辨证论治，肥胖症的治疗亦不例外。中医认为，肥胖症的起因，不外四大方面：①与先天禀赋有关，如陈修园说，"大抵素禀之盛"，即现代医学所述的遗传因素。②嗜食膏粱厚味，饮食超量，营养成分供过于求，即《黄帝内经》所述"肥贵人，膏粱之疾也"。③嗜卧少动，使体能消耗明显降低，致营养过剩，使脂肪充于肌肤而致肥胖。④脏腑功能失调，肝郁气滞，脾虚失运，肾虚气化失职，内伤久病，痰浊内生，或外受湿邪，使痰湿蓄积体内而肥胖。

根据病因确定治法，减肥大法当以健脾益气、化痰祛湿、疏肝行气、活血化瘀、补益肾气、润肠通便为主，辅以行气消食、降脂消痰、疏理三焦等法，从而调节整个机体功能，加速体内多余的脂肪分解，达到减肥消胖之目的。

辨证分型：

（1）脾虚湿阻型

主症：体肥臃肿，倦卧少动，胸闷气短，纳差腹满，舌淡胖，苔白腻，脉濡缓。

治法：健脾益气，化痰除湿。

方药：香砂六君子汤、平胃散合胃苓汤加减。木香、砂仁、党参、焦白术、白茯苓、川朴、苍术、陈皮、泽泻、薏米等。

（2）脾肾两虚型

主症：形体肥胖，疲倦乏力，腰背酸痛，头晕气短，畏寒肢冷，阳痿阴冷，下肢浮肿，舌淡体胖，脉沉细。

治法：益气健脾，温阳益肾。

方药：四君子汤合肾气丸加减。党参、白术、茯苓、肉桂、泽泻、淫羊藿、车前草、川牛膝等。

（3）肝郁气滞型

主症：形体肥胖，胸胁苦满，胃脘痞满，时有呃逆，月经不调或闭经，失眠多梦，舌质暗红，苔白，脉弦细。

治法：行气解郁，活血化瘀。

方药：越鞠丸合桃红四物汤加减。川芎、苍术、柴胡、清半夏、当归、生地、赤芍、泽兰、泽泻、荷叶等。

（4）阴虚内热型

主症：体质肥胖，头痛眩晕，目胀耳鸣，面色如醉，血压升高，肢体麻木，五心烦热，舌尖红，少苔或苔薄，脉弦细。

治法：化痰降浊，滋阴清热。

方药：半夏白术天麻汤合二陈汤。半夏、白术、天麻、苏叶、陈皮、夏枯草、白芥子、皂荚、丹参等。

（5）胃热湿阻型

主症：形肥体健，多食易饥，胃脘滞闷，口舌干燥，口渴喜饮，大便秘结，舌红苔黄，脉滑数。

治法：泄热通腑，利湿化浊。

方药：凉膈散合三仁汤加减。栀子、黄芩、薄荷、杏仁、白蔻仁、薏米、厚朴、白术、滑石、泽泻、草决明等。

NO.5

孩子得了肥胖症，父母是最好的保健医

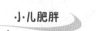

1 什么是行为疗法

行为疗法（Behavior therapy）或行为矫正（Behavior modification）源于 19 世纪心理学领域的精神疗法。心理学派认为，行为是刺激因素和反应因素的联结，因而可以通过控制刺激因素和反应因素来改变行为，这一过程称为制约，是行为矫正的理论依据所在。早期的行为疗法限于理论和实验室研究，至 20 世纪中叶，Fuller 首先将行为疗法应用于临床，随后 Lindsley 又将行为疗法应用于精神病患者，在此之后，对成人和儿童不同类型的行为研究才得以迅速发展，在心理学界广泛应用。至 20 世纪 60 年代，Ferster 首次用行为疗法治疗肥胖者的过食行为，之后行为矫正这一技术不断完善，并且在成人和儿童肥胖症中的应用愈来愈普遍，取得了良好的治疗效果，成为较有前景的肥胖治疗方法，其治疗手段也从医院集体管理发展为以家庭为基础，使治疗更贴近日常生活，疗效更为巩固。

2 行为疗法与家庭因素

对儿童单纯性肥胖症而言，行为疗法尤其强调家庭参与的重要性，因为儿童肥胖的形成和发展与家庭因素密切相关，主要表现在以下几个方面：

（1）喂养因素

已有资料表明，给婴儿过早添加固体食物是造成肥胖的原因之一，肥胖儿童的家庭，大多存在过度喂养的情况。孩子一般是从家庭中学会进食方式，得知食物的作用，因此在饮食方面家长对孩子的影响是很大的。喜欢过量进食的家长一般对他们的孩子也愿意过量喂养，并常常将食物作为对孩子奖赏、安抚或惩罚的手段，这种家庭喂养模式，在肥胖的形成中起着极其重要的作用。家庭饮食方式对儿童肥胖的发生也有一定的影响，有的家庭进食速度极快、闲暇时以吃为乐趣、食物切成大块烹调等，孩子极易从家庭中养成这种易致肥胖的饮食方式，因此，在双亲或家庭其他成员肥胖的家庭中多产生肥胖儿童。

（2）能量消耗水平

肥胖可以由遗传和环境因素所致，双亲或单亲肥胖的家庭中，家庭成员能量的摄入往往大于能量消耗，孩子容易直接受家庭环境的影响而发展成肥胖。有的家庭喜欢进行户外运动，有的家庭则喜欢待在家里，家长的运动习惯和生活方式，将影响孩子的运动水平和能量消耗，肥胖的孩子就常常比体重正常的孩子活动量少。活动量少是肥胖的成因还是肥胖的结果尚有争议，但活动量少对肥胖的维持作用却是明显的。对肥胖儿童的家庭调查发现，肥胖儿的家长一般不鼓励孩子参加体力活动和各种能量消耗较大的娱乐活动，或虽然鼓励孩子参加，但家长本身却不喜欢或不参与这类活动，或是对孩子过分保护，唯恐发生意外。长期如此，容易使孩子缺乏对运动的主动性和自信心，好静不好动，致使肥胖的状况长期持续并不断发展。

（3）动机因素

家长的动机因素也是导致孩子肥胖的原因，有的家庭将喂养出肥胖儿童作为向旁人展示他们爱孩子的手段。家长和亲属对待肥胖的态度也不同程度地影响儿童肥胖的发生、发展。国内的一项调查显示，相当一部分肥胖儿童的家长认为其子女活动量过大，认为其孩子的体形适中，甚至希望孩子更胖些。家长的这种动机，势必导致孩子活动量减少，热量摄入量增多，使孩子发生肥胖并持续下去。

由此可见，家庭因素在肥胖儿童的生活方式、习惯的养成、肥胖的产生和维持等方面起着十分重要的作用，这种家庭因素对肥胖儿童行为

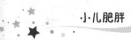

的影响可以保留一生。从另一角度看，家长既是孩子行为的老师，也是孩子行为改变的有力支持者，如果实施行为疗法时请家长参与，使既往家庭的饮食习惯、环境、运动方式中促成肥胖的行为得到改变，则孩子在家庭的支持和熏陶下较为容易改变不良行为，减肥效果良好而持久。

3 儿童肥胖行为疗法如何实施

（1）松弛反应训练

这是一种通过自我调整训练，由身体放松导致整个身心放松，以对抗由于心理应激而引起交感神经兴奋的紧张反应，从而达到消除紧张和强身祛病目的的行为训练技术。这种疗法多用于紧张焦虑情绪的治疗，适合于对肥胖高度紧张或异常急迫减肥儿童的紧张焦虑情绪的治疗，对儿童单纯性肥胖本身并无治疗作用。

（2）系统脱敏疗法

系统脱敏疗法是20世纪50年代由精神病学家沃尔帕所创，它是整个行为疗法中最早被系统应用的方法之一，通过克服异常行为，让患者重新建立一种习惯于接触有害刺激而不再敏感的正常行为。主要用于治疗恐怖症、强迫性神经症等，在过度偏食和重度不良进食或运动行为引起的儿童肥胖中可适度应用，达到饮食均衡、活动适度的目的。

（3）厌恶疗法

厌恶疗法是一种帮助人们将所要戒除的靶行为（或症状）同某种使人厌恶或惩罚性的刺激结合起来，通过厌恶性条件作用，从而达到戒除或减少靶行为出现的目的。这种疗法主要用于戒除吸烟、吸毒等，一般不主张用于儿童单纯性肥胖的治疗，对儿童单纯性肥胖中某些极度不良行为（如过度贪食）的纠正可起到一定作用。

（4）暴露疗法

暴露疗法主要用于治疗恐怖症的行为治疗技术，通过让患者较长时间地想象恐怖的观念或置身于严重恐怖的环境，从而达到消退恐惧的目的。这种疗法不适用于儿童单纯性肥胖症的治疗。

（5）行为塑造疗法

行为塑造疗法是根据斯金纳的操作条件反射原理设计的，目的在于强化（即奖励）而造成某种期望出现的良好行为的治疗技术，一般采用逐步进级的方法以促使增加出现期望获得良好行为的次数。这是儿童单纯性肥胖的最主要的行为治疗方法。

（6）代币制疗法

代币制疗法是通过某种奖励系统，在人们做出预期的良好行为表现时，马上就能获得奖励而得到强化，使他所表现的良好行为得以形成和巩固，同时使其不良行为得以消退。这种治疗方法在对儿童单纯性肥胖的不良行为干预中也可取得较好的效果。

4 为什么行为疗法是治疗儿童肥胖症的必然选择

儿童单纯性肥胖症在世界各地较为普遍，其发生率呈逐年上升的趋势。儿童单纯性肥胖症作为成人期心血管疾病的危险因素已受到社会的关注，肥胖对健康造成的损害不仅在儿童期有所体现，而且将随着肥胖状况的持续而延续至成人期，因而控制儿童肥胖症十分必要。

儿童由于有生长发育这一特点，肥胖儿童的治疗方案只能采取运动处方、饮食调整和行为矫正。饮食调整方案包括进食的频率、食物的数量、进食的次数及食物的选择等方面的内容。可将食物按热量含量的高低分成"红灯""黄灯"和"绿灯"食品，肥胖儿童应尽量不吃或少吃红灯食品，进行适当的热量限制，尽可能不超量摄入。运动处方包括运动强度、运动频率、运动时间和运动方式，使肥胖儿童减少每日看电视或静坐的时间，增加体力活动。其中运动处方是基础，饮食调整也必不可少，只有使肥胖儿童增加能量消耗、减少热量摄入，才有可能控制肥胖。国内外已有一些关于用运动处方和饮食调整方案治疗肥胖儿童的报道，近期效果较为明显。但欲使减肥效果长期持续，则必须采用行为疗法巩固疗效，只有将减肥方案纳入肥胖儿童的日常生活之中，使其改变以往与肥胖的发生、发展密切相关的饮食、运动行为和生活方式，才能从根本上杜绝产生肥胖的危险因素，彻底控制肥胖。这便是应用行为疗法治疗儿童单纯肥胖症的必要性。

5 行为疗法的内容及在肥胖儿童中如何应用

行为疗法是制约原则的应用，强调受试者出现预期反应后，给予正性刺激，出现非预期反应时，给予嫌恶刺激，运用循序渐进的方法，设计中介行为，逐步加强刺激，最终达到目的。行为疗法的内容包括确定基线行为，设置目标行为及中介行为，选择正性刺激的方式和种类，实施行为矫正方案，评价效果。应用于肥胖儿童的行为矫正方法如下：

（1）确定基线行为

进行行为疗法之前，应首先对肥胖儿童的行为现状进行分析，收集资料，记录基线行为，确定问题行为之所在，即哪些是导致孩子肥胖的行为。这些问题行为也许出现于日常生活中，也许出现于某一特定环境或场合下，应针对不同的孩子直接提出其问题行为，并设计改变这些问题行为的方法和具体步骤。进行行为疗法，不仅需要改变现有的行为，还要改变造成这些行为的环境，有时甚至需要创造和建立新的正确行为的环境。此外，还应向家长和孩子说明治疗的目的、方法和要求，获得既往史及各种身体测查的资料。

（2）设置目标行为

目标行为即进行行为矫正后的理想行为，一般由专业人员、家长和肥胖儿童一起根据肥胖儿童的具体情况（基线行为）讨论设置。应使家长和孩子明白，减肥是一个长期的过程，饮食和运动方式的改变是首要目标，其次才是体重的改变。家庭应该对怎样使肥胖儿童的体重保持下降、不增或仅仅是缓慢的增加进行讨论，对小年龄儿童，宜用肥胖度来衡量减肥的效果，不应着眼于体重的单纯下降。如果在生长的过程中保持体重不变或缓慢增加，便意味着治疗的成功。对于现有体重已超过成年预测身高标准体重的孩子，则应该控制体重缓慢下降。对于肥胖儿童的行为治疗，宜用个案研究的方法，针对不同孩子，设置饮食、运动及生活行为方面的具体目标行为，并采取适当的手段促使这些目标行为的实现。

（3）实施行为疗法

治疗初始就应强调家庭的参与和支持，家长参与在治疗中的价值已得到肯定，因为家长影响着孩子的购物、饮食和运动习惯，从而影响着治疗的效果。如果家长亲自参加减肥方案，对孩子的影响更大，由于家长参与，能给孩子提供指导、安排活动、监督行为的改变情况，因而和没有家长参与的孩子比，其减肥效果更为明显。

具体的行为矫正方案需要对肥胖儿童的饮食、运动，对摄取食物的动机，以及闲暇时间的利用等有关行为进行逐步矫正，可采取以下步骤：

1）订约（contracting）

先交一定数目的钱或物，根据设置的目标，在一定时间内如改变了某些行为或肥胖程度有一定的下降，则退还一定数额的钱物，如未达到目标，则不退。在订约之前，应制定出每日的行为改变计划及单位时间内肥胖度的下降值，以利于检查。

2）自我监督（self-monitoring）

发给每位肥胖儿童一本手册，要求他们记录每日的行为改变情况，如饮食入量、进食速度、看电视的时间、参加体力活动的方式和时间等，以及进行上述活动时的感想。可由家长协助记录或由家长监督、检查记录的情况。

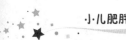

3）正性刺激或惩罚（reinforcement/punish）

根据孩子行为矫正的情况及肥胖度的变化，家长应及时给予一定的鼓励或惩罚。尽可能多采取鼓励的方式，根据行为矫正的难易程度采用不同的鼓励手段。

在进行行为治疗的同时，经常对家长和肥胖儿童进行饮食、营养和运动等方面的宣传教育十分重要，教育的方式力求简单，通俗易懂。宣传这些知识有许多渠道和方法，如游戏、阅读、讲座、讨论、谈话等。

（4）预期结果

家庭行为疗法对肥胖儿童的有效之处在于，通过治疗，肥胖儿童的饮食和运动行为将有所改善，家庭和孩子的食谱趋于营养平衡和低脂肪，体力活动量将增加，肥胖程度降低，体重正常或趋于正常，孩子的自信心也将得到增强，对形体的自卑感将随着行为改变过程中对孩子的不断鼓励和家长的支持而逐渐消失，家长和孩子将对减肥的真正含义有更加真实的理解。导致治疗失败的原因常常是家长对孩子减肥不感兴趣或失去信心，这往往发生在家庭成员都肥胖且沉溺于这种状况的家庭。其次是家庭环境不利于孩子的治疗，有些家长虽然支持减肥方案，但从心底并不特别希望孩子减肥，因而对治疗起着潜在的阻碍作用。对大多数肥胖儿童来说，行为改变方案是他们不愿意执行的，因而自身的毅力对治疗的成败影响很大。如果家庭不积极支持，不持之以衡地监督、鼓励孩子改变不良行为，也容易导致治疗的最后失败。此外，有些家庭对孩子过于娇惯，满足其一切要求，或分辨不出孩子行为的变化，无法按治疗方案给予一定的奖赏，也是治疗失败的原因之一。

当未达到预期效果或目标行为时，可采取改变增强物的种类和刺激频率、延长治疗周期、修订中介行为、调整治疗方式等手段，以期尽可能达到预期效果。

综上所述，行为疗法是消除肥胖危险因素的良好方法，无论是饮食调整或运动处方，不落实到建立起健康、科学的生活方式上来，其效果都不持久，在一生中也无法避免危险因素的侵袭。行为疗法在冠心病、营养不良、偏食、学习困难等方面的应用，也是同样的道理。

6 肥胖症的行为疗法方案是怎样的

行为疗法主要采用整顿饮食环境、纠正饮食行为、进行教育和运动的指导，进一步强化心理关怀，以综合改变各方面的生活习惯为目的，建立综合行为矫正疗法。

具体方法如下：

（1）控制饮食、鼓励运动

完成每日规定的食谱和运动量。

（2）控制外界刺激

去除在日常生活中可诱发过食的外界刺激，限制进食的次数和地点。

（3）改变进食方式

饱腹感常在进食后20分钟左右出现，与摄入量的多少无明显关系。因此，应减慢进食速度，避免快吃、狼吞虎咽等，做到细嚼慢咽。

（4）制定切合实际的治疗目标

尽力避免制定难以实现的减肥目标，当尽全力仍达不到目标时，易产生悲观情绪，失去信心。因此，最初要制定能够达到的近期目标，使其小幅度进步，进行自我评价，在此基础上即可增强向更高远期目标努力的自信心。

（5）营养教育、运动指导

根据每个人不同文化层次和经济条件，由浅入深，进行营养教育及运动指导，如食品购买方法、烹饪窍门及营养价值，运动对减重的作用，运动方式及运动量的选择等。

（6）调整认识、增强自信心

使减肥者认识到减肥是一个长期的过程。治疗计划的制定需由患者、医护人员、家属三方面参与，也需要朋友、同事及老师的鼓励和关怀。

对饮食和生活日记要仔细进行分析，找出存在的问题，建议改进意见，见到进步，哪怕是微小的改进，也应给予适当的物质鼓励和精神鼓励，使其树立坚持治疗的信心。

7 你为孩子确定减肥目标了吗

当你发现自己孩子每天都在辛苦地运动，但是体重没变，身材也没改进。也许，你孩子的辛勤运动根本就是无效运动。那就真该动动脑子、找找问题的症结所在。盲目学习成功减肥人士的经验，听信江湖瘦身偏方，都不是智者之举。家长应该帮孩子确定减肥目标。那么，减肥目标怎样确定实施呢？下面给出几条意见：

（1）食物采购大变身

如果家里还有一堆不太健康的零食，或是家里基本已经弹尽粮绝，你首要做的就是去买吃的。听上去挺让人高兴的对吧，减肥不要先想着饿肚子，而是应当想着怎么吃会比较健康。如果这一周会比较忙，就采购1周的食物。不要打着出去吃餐馆的计划，最好都在家里进行，关键在于自己控制孩子什么吃什么不吃。采购的时候要买大量的蔬菜，绿色的，彩色的，越丰富越好（负卡路里食物最好，应季的蔬菜最好），水果（苹果和橘子一定要买），再买些白薯、山药、栗子、土豆等淀粉含量高一点的食物。为什么买这些食物？因为下面2周你和你孩子可能暂时要和米面告别一段时间。再买一些蛋白质丰富的食物，从鸡蛋、鸡肉、鱼到各种豆子，以及豆制品、豆浆、牛奶。还有就是番茄汁（低盐的最好，买不到一般的也可以）。调味品需要孜然、辣椒粉、月桂粉、香菜、姜粉、大蒜等，这些都是帮助燃烧脂肪、提高新陈代谢的食物。采购食物的基本要求是没有零食，没有面包，没有糖。

（2）低碳水化合物饮食2周

少吃碳水化合物会立刻让你孩子减少水肿和水的重量，让孩子在几天以内瘦一圈。这不是长久之计，所以只是 2 周。这里说的碳水化合物是谷物和糖，不包括新鲜的果蔬、淀粉类食物（白薯、芍药、豆子），但是淀粉类的还是要少吃。不要吃果脯，因为干的水果体积小糖分极高。不要喝任何软饮料。如果你有办法计算碳水化合物的量，那么前 2 周每天不要超过 50 ~ 60 克。水果最好限制最多吃两份，比如一个中等大小的苹果和一个橘子，以后可以多吃，主要是因为糖分比较高的缘故。注意补充蛋白质，因为孩子的身体还是需要能量和营养的，蛋白质可以管饱时间长，孩子不容易流失肌肉（肌肉消耗的热量比脂肪多），而且蛋白质有帮助分解脂肪的作用。

（3）喝大量的水，每天需要 12 ~ 16 杯

通常一天喝 8 杯水，在减肥的时候要增加。尽量多喝水，不要喝咖啡，可以多喝绿茶。一杯水是 240 毫升，所以你要帮孩子计划一下，早上一起来喝一大杯柠檬水，然后早餐前再喝一杯，午饭前喝一杯，午饭前 20 分钟再喝一杯番茄汁兑水（据说可以帮助加快新陈代谢）。多喝水可以帮助身体排除有毒物质，还可以帮助"融化"脂肪。牛奶豆浆不能算是水，但是你喝不够 12 ~ 16 杯的话，它们就可以勉强凑数。你会觉得上厕所次数很多，也是强迫自己起来多活动的一个办法。

（4）锻炼在早上进行

锻炼在早上进行有几个好处，一是早起虽然痛苦，但是你帮孩子把今天最让人痛苦的事（锻炼）先解决了，一天感觉都会非常好。早上空腹锻炼，比较容易消耗脂肪作为能量，而不是肌肉里储存的能量，也不是刚吃进去的碳水化合物。这也是为什么前 2 周少吃碳水化合物的道理，让身体必须从囤积的脂肪里获得能量，帮助最大化减脂。早上因为饿着肚子，所以运动量不能太强，快走、健美操这样的有氧运动比较合适，力量型锻炼可能不太适合，否则会眼冒金星。早上锻炼还可以提高孩子一天的新陈代谢，所以调整一下作息时间，早起 30 分钟，锻炼一下吧。时间紧的话，早上锻炼 20 ~ 25 分钟，放学后再锻炼 20 ~ 25 分钟，在家看看动画片、跳跳健身操，两不误。

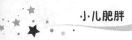

（5）找个同伴一起减肥

有人每天和你孩子讨论减肥的心得和进步，互相督促，比一个孩子孤军奋战要容易。而且最好是两个孩子能天天见面，这样大家的减肥效果一目了然，比较不容易偷懒松懈。

（6）减肥的锻炼方法

如果不能早上就锻炼，其他时间锻炼要先做 20 分钟比较轻的力量训练，再做有氧锻炼。因为身体通常要 20 分钟后才开始使用脂肪中储存的能量，这样孩子一开始快走或是跑步，就开始燃烧脂肪了，脑子里这样想想都觉得感觉很好。

（7）每隔 2.5～3 小时吃一些食物

一天 5 餐而不是 3 大餐。这样孩子不会觉得太饿，当然每餐不是大吃大喝，尽量均衡，不过上学的时候比较难，那就多带点酸奶、牛奶、水果来吃（烤的无盐黄豆是个不错的零食选择）。周末的时候再好好做点丰盛的美食来吃吧。

（8）奖励孩子

在一周的某一天吃一些孩子最爱的食物，只要那天热量不超标就好。女孩子应当不超过 1500 卡路里。减肥也是付出和回报的过程，别搞得太辛苦太痛苦，那样的话是坚持不了几天的。

8 要想让孩子远离肥胖症，家长应引导孩子培养什么样的习惯

（1）要养成每天早上起来喝一杯白开水的习惯，可以排毒，还对肠道很好。

（2）一定要吃早餐，而且要选择有营养的早餐，不能敷衍了事，最好养成前一天晚上准备好或想好第二天的早餐计划。早上可以多吃，但是鸡蛋不可以多吃，一天吃一个就可以了。

（3）喝牛奶要选择脱脂低糖的，不要选择全脂奶粉。晚上睡觉前还可以喝一杯含有益生菌的酸奶，可以帮助促进肠胃的蠕动。

（4）要多吃粗纤维的食品，麦片、豆制品等。可以吃馒头，最好选择荞麦馒头，但是尽量不要吃包子。油炸的东西绝对不吃。

（5）用蜂蜜代替白糖。有很多东西需要放糖，可以用蜂蜜代替，味道一样很好。蜂蜜很润肠，但是也不要吃太多蜂蜜.

（6）多吃水果，但是不要吃太多香蕉和芒果，这两种水果热量很高，香蕉还有润肠的作用，但是芒果就完全对减肥有害无利，芒果的热量相当于肉，吃多大的芒果就等于吃了相等大小的肉。

（7）偶尔要吃甜食，甜食对皮肤好，但是要掌握分量，吃多了是会发胖的。

（8）运动后不要吃太多，睡前3小时绝对不能吃东西。喜欢吃但是容易长胖的东西尽量放在中午以前吃。改善晚餐，提早一点吃，不要睡得太早，不要吃了就睡，但是也不要不吃晚饭。吃了东西以后半个小时不要坐着，要走动走动。

（9）4～7月是最好的减肥时间。

（10）想要短期减肥基本是不太可能的，要记住，减肥是种习惯，要养成良好的习惯。

（11）最好不要吃减肥药。

9 1～3岁的肥胖儿如何活动

培养孩子运动能力要从小开始，以降低肥胖发生率。目前，全世界都面临一个问题——儿童肥胖问题。英国政府发布"抗肥胖运动"新指导方针，建议5岁以下且已学会走路的儿童每天应至少锻炼3小时，即使还不会走路，也应当每天锻炼。会走路后，攀、跳、跑、投、转啥都不能少。能走后，对孩子的训练强度就要大些了。

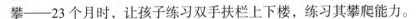

攀——23 个月时，让孩子练习双手扶栏上下楼，练习其攀爬能力。

跳——24 个月时，可以开始学习双脚同时离地向下跳。

跑——25 个月时，孩子要练习小跑，初学时可以走跑交替进行。

投——30 个月时，让孩子练习手臂举起，做有抛掷姿势的抛投运动。

转——对于"转"的练习，可以扶着孩子做左右的缓慢转圈训练，也可带孩子坐旋转滑梯。

专家提醒

每个年龄段的孩子都有与其相适应的活动，家长应选择与自己孩子相适应的活动，促进孩子健康成长。

10 适合 4 ~ 6 岁孩子的户外运动有哪些

对于 4 ~ 6 岁的孩子来说，运动可不仅仅是锻炼身体、强健体魄的最好方式，所有的运动都可能是我们孩子发育大脑、锻炼意志、寻找快乐和增强自信的最好机会。

适合 4 ~ 6 岁孩子的户外运动有跑步、游泳、骑自行车、爬山、乒乓球。有些运动具有一定的危险性，比如足球、摔跤、体操、曲棍球、棒球、垒球、健美操等。要等到孩子年龄大一些才开始。如孩子对这些十分感兴趣，可以按下面的方式做好防护措施。

（1）足球

为保证安全做如下准备：带上头盔、护膝、护腕，避免摔倒、踢打，告诉孩子要注意头部安全。

（2）篮球

为保证安全做如下准备：学会迅速停止、起跑，打篮球时脚腕和脚容易扭伤，要让孩子穿合适的鞋子，由于孩子有氧运动的能力还没有发展好，他们需要经常休息。

（3）体操

当视力、平衡能力、身体协调能力更加完整，可以尝试体操。在孩子做体操的时候，家长要不离左右，保护好孩子。

（4）摔跤

为保证安全做如下准备：戴护膝、戴头饰保护耳朵，每次完成后洗澡。

另外，孩子参加运动还要遵循以下原则：

（1）强调重要的是有趣，不是为了赢得胜利。

（2）让孩子有机会接触所有的运动。

（3）和孩子一起看比赛，了解更多的国家、国旗、著名球员，了解他们的历史。

专家提醒 ┄┄┄┄┄┄┄┄┄┄┄┄┄┄┄┄┄┄┄┄┄┄

家长要了解自己孩子适合什么样的运动，切不可盲目地让孩子做不适合的运动。

11 如何鼓励学龄儿童参加体育运动

张女士的儿子3岁半了，过去和孩子玩打泡泡的时候，打不着泡泡的话，小家伙就会变得非常气恼。为了鼓励孩子，妈妈在水里加些肥皂，让吹出来的泡泡更大、更厚，持续的时间更长些。妈妈还向孩子吹泡泡，小家伙就练习打泡泡。这样孩子觉得能更好地控制，如果打到一个泡泡的话，小家伙就会非常兴奋。张女士的女儿 1 岁零 9 个月大了，她喜欢看着哥哥打泡泡，每次哥哥打破个泡泡，小家伙还为哥哥加油。慢慢地她也开始喜欢运动了。

家长鼓励学龄前儿童参加体育运动要掌握一定的方法和技巧，比如对于内向的孩子，家长应带孩子多去公共游乐场玩。

12 如何给学龄期儿童安排体育锻炼

7 岁的小美上小学一年级了，性格内向，不喜欢参加体育锻炼，邻居家小朋友找过小美几次了，小美都不去。小美爸爸知道后就决定多抽出时间陪小美一起玩，以培养女儿爱运动的习惯。可爸爸不知该给小美安排什么样的体育项目？

学龄期儿童，各器官系统的发育及功能仍与成人有很大差别，必须根据儿童的解剖生理特点来安排体育锻炼，才能促进生长发育，增强他们的体质。

由于处于此时期的儿童的大脑中枢神经尚未发育完善，兴奋性极高，且易泛化，因此，体育运动内容要生动有趣，尽量避免单调和静止性活动，应采用多样方式和内容，如踢球、跳绳、跳皮筋、做游戏和带有歌舞的活动等。同时，可教给一些活动的正确姿势和基本技能，如游泳、跑步等。还要鼓励和引导孩子积极参加体育锻炼，逐步培养兴趣，对孩子进行早期的体育教育。

儿童正在发育期，心肺功能尚不健全，体育锻炼应遵循时间短、间隙多、低强度、少力量、耐力小的原则，应以短时间速度性练习来培养儿童的灵敏性和协调性。

学龄期儿童的骨骼正处于骨化阶段，肌肉力量较小，容易造成弯曲变形，因此，进行体育锻炼时应注意正确的姿势，避免做某一肢体长时间的、较大负荷的动作。在做静止性动作时要多休息，变换体位和着力点。

学龄儿童适宜的锻炼项目有：

（1）游戏

游戏是儿童最喜爱，也是最主要的体育锻炼方式之一。通过游戏能使孩子在复杂多变的情况下，灵活地走动、跑、跳、投掷，有利于孩子协调、灵敏等素质得到发展。适合学龄期儿童的游戏种类很多，以下仅列举几例作为参考：

1）兔跳练习

兔跳练习即手脚触地交换跳跃。它能够增进两臂的支撑力量和两腿的蹬力，锻炼人体的协调、灵敏等素质。练习时，应模仿小兔跳跃的动作。

2）抓物练习

大人手持一件物体引逗孩子抓取，不断转换位置、变换手法，使孩子难以抓住。可以在室内或室外空地上练习。

3）投掷练习

在墙壁上钉上一根小钉或固定一根木棒，让孩子扔圈往钉子上或木棒上套，凡投上被套住者为成功。可以培养孩子的耐力和柔韧性、准确性。

4）"斗鸡"比赛

让孩子单腿立地，另一腿收缩抬高，用手端着脚脖子与对方"作战"。

（2）体操

体操是一种通过身体位置的转换和姿势的变化，以及奔跑、跳跃等动作，使全身的肌肉和器官都得到活动，有利于身体素质全面提高和中枢神经系统机能提高的全身性活动。适宜学龄期儿童在室内外做的体操有很多种类，例如：

1）基本体操

把体操的踏步、屈体、转体、伸展、空翻、下蹲、跳跃、引体、踢腿等基本动作编成不同的套路，按一定顺序编排成套，有消除疲劳、提神醒脑的特点，适于早晨起床后和学习间期进行。广播体操可以说是根据科学方法编排的一套基本体操，它对身体的锻炼相当全面，每一个学龄期儿童都应认真学习，反复练习。

2）室内体操

室内体操包括前滚翻、后滚翻、倒立、搭桥、劈叉、俯卧撑等动作，对提高孩子柔韧、灵敏素质有很大作用，在家中做时家长要注意保护，以免发生拉伤、扭伤等意外，也可以学做母女双人操、父子双人操的简单套路，如推拉等动作，要注意配合。

3）跳皮筋、跳绳、踢毽子

这是我国传统的儿童锻炼项目，具有占地小、器材简单、游戏性强等特点，能让孩子们在欢笑中得到全身心的锻炼，提高孩子的各种身体素质，冬天户外练习还能使儿童增热抗寒。不过这几种活动都比较费力，有的孩子玩起来一直不停，家长要控制孩子不要玩得时间过长。

4）健美操

健美操是为了人体的健康和优美而专门编排的一种体操，它注重通过练习使儿童少年身体的外形和动作优美。儿童少年时期由于身体器官和身体素质的发育水平还不高，通常只是在家长和教师的指导下做一些有利于健美的动作，如仰卧起坐、仰卧举腿、摆腿踢腿、爬竿、掷沙袋包、劈叉立起等。女孩子12岁以后在月经稳定阶段，可以学做简单的韵律体操动作和套路，如学柔软步、足尖步、滚动步等。

（3）田径

田径项目能够发展儿童的身体素质，增强儿童内脏器官的生理功能。适合学龄期儿童的田径项目有短跑、中长跑、跳远、跳高、立定跳远等。短跑包括50米、100米、200米等，具有时间短、速度快、强度大等特点。

练习短跑不仅能提高肌肉的爆发力和弹性及速度，增强神经系统的灵敏性和兴奋性，而且反复练习会提高人体在缺氧条件下的工作能力，对提高身体素质极为有利。不过，短跑前要做些准备活动，并选择场地平坦、无碎石、无积水的安全地方练习，而且跑后也不能骤然停下，要做些轻量活动。

（4）小球

小篮球、小排球、小足球、小羽毛球、乒乓球、手球等都属于小球类活动，是由两人和多人合作进行的，有竞争性。从事这些项目需要快速的动作、灵敏的反应和精确的判断。通过这些活动，能够锻炼儿童少年的全身骨骼、肌肉和内脏，全面增进孩子的体质、增进大脑皮层的灵活反应和控制身体器官的能力。小球类活动生动有趣、引人入胜，但要掌握运动量，限制每次打球的时间，千万不要累着了。还要注意安全，以防创伤。

（5）武术

武术历史久远，是中华民族传统的体育运动项目。武术动作舒展大方、刚劲有力、起伏转折、魅力无穷，很受儿童们的欢迎。武术动作要求手法、眼法、身法、步法紧密配合，动作连续变幻，对于发展儿童的柔韧、灵敏、迅猛、力量等身体素质和提高儿童神经系统、心肺系统的功能都是极为有利的。

适于学龄儿童的武术项目有基本功、武术操、初级拳、初级棍、初级枪等，这些项目基本上不受场地、季节、年龄、性别、设备的限制，运动量可大可小，熟练程度可高可低，便于儿童少年掌握。由于儿童年龄尚小，身体发育不全，因而练功时不能要求过高，中低年级儿童一般不要练习器械武术。

专家提醒

为保证儿童的身体发育以及身体素质的提高，应避免做一些专项练习，应贯彻身体全面锻炼的原则。因为专项运动练习容易造成局部肌肉的慢性劳损或外伤，也容易疲劳而使儿童对锻炼发生错误的认识和烦躁心理，甚至导致肢体畸形和精神症状，必须加以注意。

13 日常生活中如何增加肥胖儿的运动量

肥胖症患者刚开始运动的时候，往往会感到非常累，经常有坚持不下去的想法出现。利用在日常生活中加强锻炼、增加运动量的方法，也许可以帮助你克服这一困难。但在选择这些运动方法之前，还是要提醒家长一句，无论你孩子是正常人或肥胖症患者，坚持锻炼最关键的一点就是要教育孩子和自己的懒惰做斗争。下面这些在日常生活中增加运动量的常用方法可供你选择：

（1）每天提前半小时起床，在上学的路上或宿舍里步行一段时间。

（2）坚持每天骑自行车上、下学。如果必须乘公共汽车上、下学，不妨提前几站下车，步行一段路程。

（3）在课间休息时，做一些简单的运动，如打乒乓球、做广播体操、打太极拳等。

（4）如果你孩子到教室有乘电梯和走楼梯两种途径供选择的话，不妨选择走楼梯，不要乘电梯。上楼梯时如果感觉累，可以采用上一层楼，休息一会儿，再上一层，直至到达的方法。这样虽然累一点，但可以达到锻炼的目的。

（5）最好能加入公园里的晨练队伍，大家在一起锻炼时间过得快，又不会觉得无聊，与同龄的小朋友一起活动，你还可以帮孩子选择其他的锻炼方法，直至找到一种适合自己孩子的方法为止，然后再把它安排到孩子的日常生活计划中去。

专家提醒

　　家长若将孩子的锻炼安排到日常生活中，不给孩子增加额外负担，让孩子在不知不觉中减肥，这是最好的减肥方法。

14 如何根据性格选择减肥方法

　　减肥是门"艺术"，只有首先了解自己孩子，才能战无不胜。你孩子是什么个性，这决定了你将帮孩子选择什么样的减肥方案。

　　（1）害怕多动动，一旦暴饮暴食也会变胖者——唯有改变饮食生活习惯才能成功

　　孩子该调整饮食结构，营养不平衡的话，就算饱了大脑仍继续传达"再吃一点"的讯息，于是饮食便过量。首先要正常地吃三餐，不可以省略任何一餐，但不能只吃肉类或零食，千万不能以零食替代正餐。菜的品种要多样化，青菜也需充分摄取，少吃汉堡之类的速食食物。

　　预防过胖的最佳方法就是不要太勉强孩子。苛刻的运动计划难以持久，不如先让心情放轻，用瑜伽类缓和的运动就够了，多做柔软体操，让身体曲线变好。能缓和气氛，促进新陈代谢的半身浴法也是不错的选择，泡澡流汗可以调适身体达到减肥的目的，水温约为39摄氏度，记得出汗后再喝杯无卡路里的茶或矿泉水补充水分，并且注意沐浴后御寒。

（2）喜欢餐会、重享乐者——写饮食日记自然减少食量

忘情地吃不会知道自己到底吃了多少，建议制作饮食日记，将饮食内容与分量都记录下来，吃的零食也要记下来。每天看看，自然食量就会减少了。同时，禁吃油炸食物之类的高热量食物，多吃蔬菜、海藻之类的低热量食物。

（3）时而拒食时而暴饮暴食者——改变减肥观，多吃些对身体有益的食物

当你想帮孩子减肥时，对"吃"这件事会变得很神经质，这是天性，要叫孩子改变很难。当你帮孩子实行无油、拒甜食的减肥法时，多摄取蔬菜、豆类、鱼等对身体有益的食物，自然的甜味食物有缓和紧绷情绪之效，不妨适量摄取，水果、南瓜、热牛奶相当不错。如果遇到新陈代谢不佳，这时就算不吃也无法变瘦，饮食时加些辣椒等香辛食材，引起食欲，同时有活化新陈代谢之效，是天然的减肥食品。

（4）没耐心，无法持久减肥者——不要随心所欲地吃，要懂得自觉自制

要控制饮食量，先决定吃多少，将所需的量夹到盘子里，吃完不准再夹。食物也需注意，少吃意式料理或法式料理等高卡路里食物，多吃健康清淡的家常菜。

减肥要有耐心，不可能一蹴而就。要改变观念，减肥不会立竿见影，一定要持之以恒。不喜欢慢跑之类枯燥的动动，爵士舞或芭蕾舞等较女性化的运动比较适合，当孩子吃得太多时，不妨试试臀部走路运动，这个运动可以活化消化器官，还能结实腰部和臀部的肌肉，美化身材曲线。建议每周3次，每次20分钟以上，走的时间可以慢慢增加。

（5）养尊处优天天美食者——早餐以蔬菜为主

美食主义的孩子，喜欢的食物都是多脂食物，如蛋糕、法式料理等，就算不暴饮暴食，也很容易发胖。如果经常在外吃饭的话恐怕纤维素摄取不足，这时当天早餐最好是蔬菜，蔬菜汤、蔬菜沙拉、烫青菜都可以，如此就可弥补纤维素摄取量，有吃点心习惯的人，不妨以水果代替零食，

既健康又能养颜美容。

（6）善于交际型

如你的孩子喜欢与他人交往，可以携伴共同努力。那么孩子比较适合高尔夫球、壁球和其他团队运动或活动，这样对爱沟通的孩子是十分有吸引力的。推荐减肥运动：健美操、纺纱、踏板操等。如果你更愿意选择锻炼运动来代替团队型的体育活动，孩子可以自己增加运动的社会性和交流性，你可以邀请朋友一起跑步等。

（7）独来独往型

如果孩子喜欢独来独往，不善于应付他人，不喜欢过分与人交流，社会交际行为让孩子觉得很累。这样的孩子，是不爱交际的"独行客"，建议的减肥运动要偏温和，如到公园游泳或长距离散步。

（8）超级学习狂型

你孩子是一个学习狂，有时候会因为太累而没办法做其他事情。这类人，他们的自发性很强，更喜欢快速运动，他们没有时间去思考以及对运动感觉厌恶。大多数的团队活动和球类运动是他们减肥的最佳选择。可以选择跑步、拉伸或者在跑步机上运动减肥，和朋友骑自行车、滑冰或登山等。

（9）习惯计划型

孩子喜欢做计划，喜欢事情在控制的范围内，喜欢事情有序进行，不喜欢一惊一乍。那么，孩子必须选择对自己有控制感的减肥运动来做，如各种舞蹈、太极拳、瑜伽、举重，尤其是普拉提。

（10）独立自主型

你的孩子是一个百分之百的自我动力源，不用依靠别人的支持就能完成自己想要做的事。从理论上讲，这种人有很好的自制能力和坚毅性，可以选择那些需要自发去做的减肥运动，如跑步、举重、骑自行车、游泳或太极拳等，基本的减肥运动都难不倒这类人。

（11）依赖型

孩子必须在自我奖赏和他人的鼓励下才能坚持下去。这类人依赖性较强，比较需要外部的动力，因此报健身班是让孩子更容易成功的方式，如网球、武术、滑雪等减肥运动班。

（12）注意力集中型

若孩子可以轻松地集中精力，可以选择网球、壁球、复杂舞蹈或太极拳。如果孩子有强烈的竞争意识，那么也可以选择各种团队运动或武术。

（13）三心二意型

你家孩子很容易分心、走神，很难集中精力在一件事情上太久。散步是最适合不容易集中精力的人的减肥运动。因为散步可以一边欣赏风景，一边让你孩子的思想天马行空。散步还能进行人际交流，非常适合易走神的人来减肥。

专家提醒

找到最适合自己孩子的运动减肥方式，这不仅有利于强身健体，还能帮助你更加快速有效地减肥，并且能够促进性格的改善和发展。

15 在运动后该吃什么，不影响瘦身效果，还能帮助减肥

3岁大的剑剑吃得太胖了，身体变得懒惰了，爸爸就通过各种方法鼓励孩子运动，比如爸爸在剑剑跟小朋友玩时，在一旁给剑剑拍照，晚上坐在被窝里，爸爸给剑剑欣赏白天玩耍的照片，渐渐地剑剑就爱玩了，可是剑剑运动累了老是喊饿，妈妈怕孩子饿着，剑剑一喊饿就给他吃东

西，就这样半个月下来，剑剑不仅没减肥，反而增重了。爸爸很纳闷。

其实不奇怪，运动后不注意饮食选择，就会使之前的努力白费。那么，在运动后该吃什么不影响瘦身效果，还能帮助减肥呢？

（1）摄取充足的水分

运动过后很容易有饥饿感，这时候最好不要马上进食。运动后的1小时内，可以适量饮用开水，补充过度流失的水分，也能减少饥饿感，不会让在身体快速流动的血液冲到胃肠道中阻碍吸收，或造成不适症状，而身体也不会因此快速吸收吃进去的养分。

（2）少量的高纤食品

待运动过后1小时以上，如仍觉得肚子饿时，再少量食用全谷类食物，可有效帮助身体燃烧脂肪，让孩子的瘦身效果更加显著。如果想要提高细胞的新陈代谢率，建议可以补充含有胶原蛋白的食物，如鲜奶、鸡蛋、鱼皮等。

专家提醒

孩子运动完的饮食很重要，若家长不注意则会事与愿违。

16 如何慢跑才能达到减肥的目的

很多人在瘦身的时候都会用慢跑，慢跑可以减肥吗？如何慢跑才能达到减肥的目的呢？

环形速度跑效果很好。找到一条没有机动车辆通过的环行路，以3～5分钟的时间不费力气地跑完全程。做完热身准备活动后，环形速度跑就可以开始了，并要记录时间。在跑第二圈的时候，要用比第一圈少

5～10秒的时间完成。然后散步或慢跑1分钟进行休息放松。然后开始跑第三圈，所用的速度要比第二圈再少5～10秒。做3～5组这样的练习，每组用的时间都要比上一组少5～10秒。最后让身体平静下来，锻炼就完成了。

17 幼儿可以做哪些减肥操

随着生活水平的提高，父母都是尽量满足孩子的需要，想吃什么就吃什么，生怕苦了孩子，孰不知，孩子在成长的同时，体重也是"突飞猛进"，过于肥胖对宝宝的健康非常不利，那就让家里的"小胖墩"做做健身操，减减肥吧！那么，适合幼儿的减肥操有哪些呢？下面介绍一套幼儿减肥操：

第一节：腰部运动。仰卧于板床或地板上，双腿分开，双膝弯曲成直角，双臂平放在体侧床上或地上，用双臂和双腿支撑身体，头肩顶在床上或墙上，将腰部慢慢抬高再放下。反复进行数次。

第二节：腹部运动。仰卧，双腿并齐，脚尖绷向前，双臂放在体侧地上或床上。将双腿伸直向头部方向高抬，同时下肢自下而上、自上而下做交叉运动，然后缓缓放至离床或墙1厘米处。反复练习数次。

第三节：腹部运动。坐位，双手十指交叉放脑后，双腿伸直。脚尖绷向前，双腿抬高，做下肢交叉摆动。

第四节：腹部运动（即仰卧起坐运动）。仰卧，双臂双腿自然伸直。双腿伸直不动，上体抬起，双臂前伸后，身体再还原躺下。反复练习数次。

第五节：腹与腿部运动。仰卧，双臂放在体侧，双腿抬高约45度，模仿蹬自行车的动作。反复进行数次。

第六节：腿部运动。双腿分开，与肩同宽，双手叉腰，做蹲腿运动，一站一蹲。反复数次。

18 针灸减肥适用于儿童吗

中医认为，儿童肥胖症的发生与以下两个因素密切相关：能量不足和经络不通。从肥胖是能量不足观点来看，当人体的血气能量不够时，人体为了节省能量的支出，会减少一些比较不重要的工作，垃圾的排泄是第一个被搁置的工作，因为这些垃圾暂时不清理并不会对人体产生太大问题。当然，垃圾的堆积除了能量不够之外，经络不通也是一个重要的因素。在经络研究中发现，经络是人体血管系统外的另一个体液流通系统，这个系统负责将营养运送到细胞周围供细胞吸收，同时也将细胞所产生的垃圾带走，因此，经络不通也是垃圾堆积的另一个重要原因。从中医角度知道了人体为什么会发胖，所以减肥也要从这两方面入手。大家都知道针灸可以增加身体的能量、疏通经络，而达到减肥的目的。你可知道儿童也有针灸减肥法。

（1）体针针刺法

据临床观察，胃肠湿热、脾虚湿阻和肝郁气滞型肥胖是针灸治疗的主要证型，脾肾阳虚、肝肾阴虚是次要证型。取穴以足阳明胃经、足太阴脾经和足太阳膀胱经经穴为主，选用具有健脾益肾、化痰除湿、理气活血功效的穴位，如天枢、大巨、水道、归来、大横、水分、梁丘、阴陵泉、足三里、丰隆、三阴交、内庭等辨证取穴，虚证者一般常采用补法、灸法，实证采用泻法，留针30分钟，隔日1次，15次为1个疗程。

但是，众所周知，儿童大多数是害怕扎针的，加上针刺时产生的疼、酸、麻、胀等感觉，更使小儿难于接受，且肥胖症的施针疗程比较长，也加大了儿童接受这一疗法的难度。所以除少数极勇敢的孩子外，我们不推荐用针刺疗法为儿童减肥。

（2）耳穴埋针（埋药）

耳穴埋针减肥也是通过刺激人体穴位来调整饮食习惯及内分泌功能

等。由于其具有无痛苦、无副作用、疗效肯定、费用低廉、便于长时间坚持治疗的特点，所以儿童采用这种疗法是可取的。但穴位埋针为儿童减肥也不是适用于所有儿童，学龄前儿童尽可能不用，学龄期的儿童可以考虑这种减肥方法。

穴位可选神门、内分泌、交感，如有家族史可加肾、肾上腺，无家族史加脾、胃、大肠、肺、三焦、心。重度肥胖及年长儿给予耳穴埋针法，年龄小、轻度肥胖者给予耳穴压子法（以莱菔子代螺旋针）。具体方法是在选用的穴位区内找出反应点（用针柄或火柴棍按压，有压痛感的点即是），消毒后用胶布粘莱菔子（萝卜子）一粒，贴上后患儿有酸胀感即可，每次选 3 ～ 5 个穴位，压贴后每日自行按压 3 ～ 4 次，每周换 1 次，10 次为 1 疗程，左右耳交替进行。坚持治疗 1 ～ 3 个月，可以控制儿童的肥胖。

由于儿童多喜爱打斗，多动，易于弄掉耳部的针并引起污物感染。因此，必须向孩子讲清注意事项，患儿父母应适时检查耳针情况，注意耳部清洁卫生。同时，亦应注意改变饮食结构，选择高蛋白、低碳水化合物、低脂肪的食物，鼓励孩子增加体育运动，这样才能达到预期的效果，家长的密切配合也十分重要。

19 什么是小儿推拿疗法

小儿推拿疗法，亦称"小儿按摩术"，是在长期的临床实践中逐渐形成的一种专门用于防治小儿疾病的自成体系的推拿治疗方法。这种疗法简单、方便、有效，不受设备、医疗条件的限制，又能免除患儿服药打针之苦，因此深受患儿及其家长的欢迎。小儿推拿的手法不同于成人推拿手法繁多，其操作简便，易于掌握。强调以轻柔着实为主，要求轻快柔和，平稳着实，适达病所。小儿推拿的穴位特点，主要表现在特定的穴位上。这些穴位大多集中于头面及上肢部，且穴位不仅有点状，也有线状和面状。点状，即一个点是一个穴位，如手背腕横纹中央点即是一窝风穴（相当于针灸的阳池穴）。线状，即从一点到另一点连成的一条线，如前臂的三关穴和六腑穴都是线状穴。面状，即人体的某个部位就是一个穴，如整个腹部为腹穴。临床操作中，一是强调先头面、次上肢、次胸腹、次腰背、次下肢的操作程序；二是强调手法的补泻作用；三是重视膏摩的应用和使用葱汁、姜汁、滑石粉等介质进行推拿，这样既可保护娇嫩皮肤不致擦破，又增强手法的治疗作用。

　　小儿推拿的对象一般是指 5 岁以下的小儿，用于 3 岁以下的婴幼儿，效果更佳。其治疗范围比较广泛，如泄泻、呕吐、疳积、便秘、厌食、脱肛、感冒、发热、咳喘、惊风、遗尿、肌性斜颈、斜视、小儿瘫痪等。

　　小儿推拿常用穴位见下图：

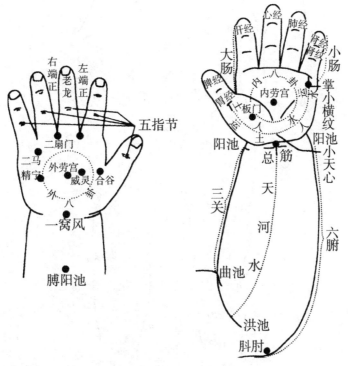

图 1　小儿特定穴上肢图

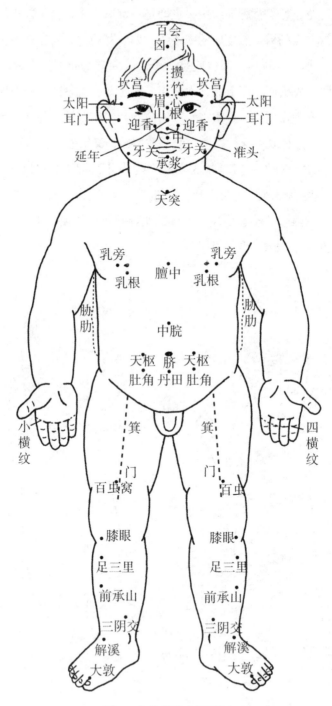

图 2　小儿特定穴正面图

134

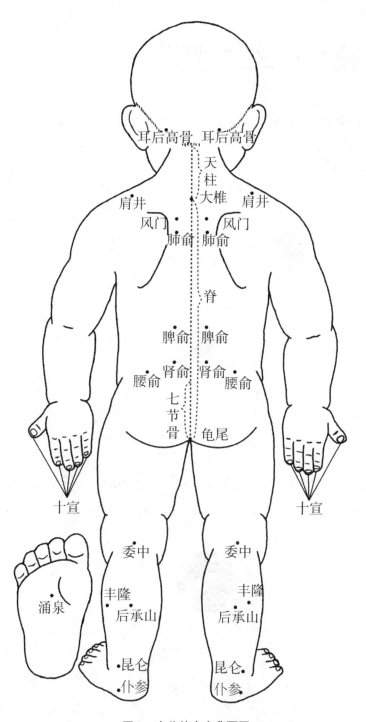

图 3　小儿特定穴背面图

20 小儿推拿常用的手法

（1）推法。用拇指或食、中二指螺纹面沿同一方向运动，称为
"推法"。

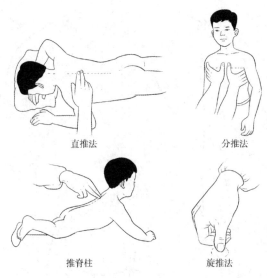

直推法　　　　　　　　　分推法

推脊柱　　　　　　　　　旋推法

图4　推法

（2）拿法。"拿法"是用拇指和食、中两指相对用力（或用拇指和其
余4指相对用力），提拿一定部位或穴位，做一紧、一松的拿捏。

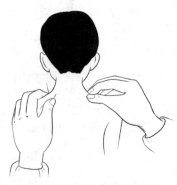

图5　拿法

（3）按法。"按法"是用手指或手掌按压小儿的一定部位或穴位，逐渐用力向下按压。

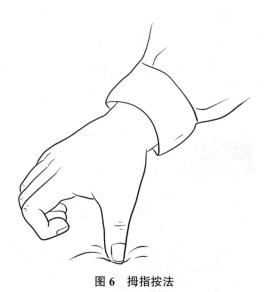

图 6　拇指按法

（4）摩法。"摩法"是用食指、中指、无名指和小指指腹或手掌掌面放在一定部位，以腕关节带动前臂，沿顺时针或逆时针方向做环形抚摩。频率是每分钟 120 次。

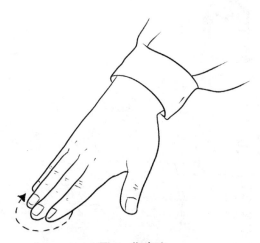

图 7　指摩法

（5）捏法（捏脊）。捏法是用拇指、食指、中指三指轻轻捏拿肌肤，作用于背部正中，又叫"捏脊"。从"长强穴"到"大椎穴"成一直线，操作时应由下向上捏拿。捏脊有两种方法：一种是拇指在前，食指在后；另一种是拇指在后，食、中两指在前。在捏脊时，每捏3～5遍后，在第4或第6遍时，每捏3次，将肌肤捏住向上提拉1次，称"捏三提一"，也可以"捏五提一"。

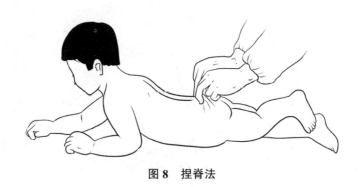

图8　捏脊法

（6）揉法。"揉法"是用手指的螺纹面、大鱼际或手掌，作用于一定的部位或穴位，做环形揉动。

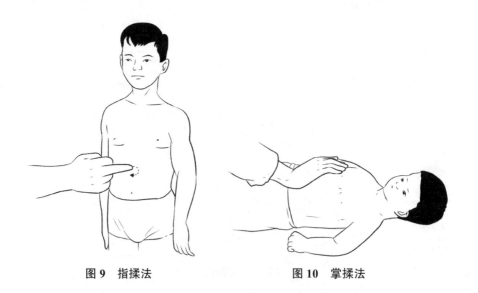

图9　指揉法　　　　　　　　**图10　掌揉法**

（7）掐法。"掐法"是用指甲着力重按穴位。

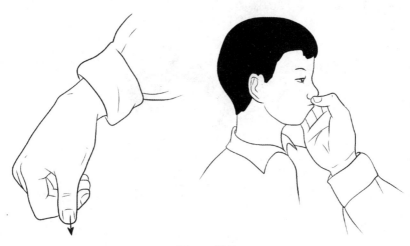

图 11　掐法

（8）擦法。"擦法"是用手掌、鱼际或食、中指二指螺纹面着力于一定的部位，做往返的直线擦动。

（9）搓法。"搓法"是用双手的掌面夹住或贴于一定部位，相对用力做快速搓转或搓摩，并同时做上下往返的移动。

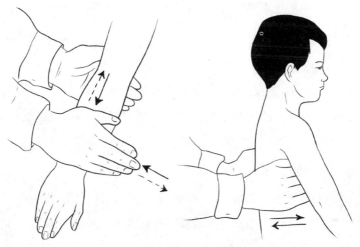

图 12　擦法（左）与搓法（右）

（10）摇法。"摇法"是用一手持住肢体或关节的近端，另一手持住关节的远端，做一定幅度的摇动，如摇颈。

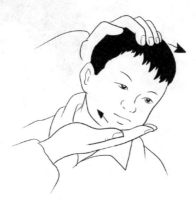

图 13　摇法

21 中医按摩可以减肥吗

中医按摩手法减肥比起其他减肥方法，如针刺减肥法、耳穴贴压减肥法、耳穴埋针减肥法、药物减肥法、食物减肥法等，无痛苦，无副作用，轻松减肥，儿童更易接受，同时也易于在医院及家庭中推广。按摩手法主要以按法、揉法、搓法、点压法、推法、拿法、拨法为主。具体操作如下：

（1）患儿仰卧，医者双手掌在小儿腹部做按揉数次，1～2分钟，再用双手掌和掌根顺时针从升结肠、横结肠、降结肠部位按揉数次，3～4分钟，手法以泻为主，兼用平补平泻法，可增加手法运行频率。此法可调节胃肠蠕动功能，健脾利湿，加快皮下脂肪分解。

（2）通过按摩患儿肥胖病区及淋巴点，促进新陈代谢而减肥。全身主要淋巴点，如腋窝、双乳之间的乳导管部分、腰部及双膝后面，指按时触及淋巴结就有痛感，随着疗程的不断发展，痛感会很快消失。可用

20～30分钟进行按摩，通常都是以对腹部进行环形运动来开始或结束按摩的，这样能助消化，也有助于废物的排出。

（3）按揉背俞穴分布区域，以微红为度，重点按揉脾俞、肝俞、大肠俞、肾俞，点按三阴交，各1～2分钟。摩擦背部、肩胛骨之间，以热为度。按摩之后，应稍休息一下，通常患儿结束治疗后排尿是按摩效果好的表现，不久之后肥胖症也会慢慢改善。

22 小儿肥胖的治疗偏方

方一

药物组成：二丑30克，薏苡仁30克，赤小豆30克，大贝20克，大黄10克，月石10克。

适应证：肥胖症。

用法：上药共研为细末，过筛，每次1～5克，每日2次，温开水冲服。

方二

药物组成：陈皮10克，茯苓10克，枳实10克，胆南星10克，枇杷叶10克，半夏8克，甘草3克，竹茹6克。

食欲亢进，加黄芩10克；小便不利，加泽泻10克；恶心呕吐，加荷叶10克。

适应证：肥胖症痰湿壅盛型，身体肥胖，痰多而稀白多沫，痰易咯出，胸闷、恶心，纳呆，头晕而胀，心悸气短，闲倦易睡，面色萎黄不华，舌淡，舌体胖，苔滑腻，脉沉滑。

用法：上药加水煎煮2次，药液对匀，分为2次服用，每日1剂。

方三

药物组成：法半夏5克，茯苓5克，陈皮5克，川芎5克，枳壳5

克，大腹皮 5 克，冬瓜皮 5 克，制香附 5 克，茵陈 5 克，炒泽泻 5 克。

适应证：肥胖症。

用法：水煎，代茶饮用。

方四

药物组成：生首乌 10 克，夏枯草 10 克，山楂 10 克，泽泻 10 克，莱菔子 10 克。

适应证：肥胖症。

用法：上药先用清水浸泡半小时，煎煮 2 次，药液对匀后分 2 次服，每日 1 剂。

NO.6

告别小胖子从吃开始——药食同源

对肥胖症的孩子来说，合理的饮食尤为重要。肥胖症儿童的饮食原则是在不影响儿童正常生长发育的前提下，根据不同的年龄、性别、身高、体重及运动量来控制他每天摄入的总热量，使每天摄入的热量低于每天消耗的热量。进得少，出得多，身体内原先堆积的脂肪才能被消耗掉，这是一个很简单的道理。对小儿进行饮食治疗，先要掌握儿童的食物营养特点，以便于对各个年龄阶段和各个病程阶段患儿制定节食食谱，但总的原则应限制能量摄入，同时要保证生长发育需要，使他们食物多样化，维生素充足，不给刺激性调味品，食物宜采用蒸、煮，或凉拌的方式烹调，应减少容易消化吸收的碳水化合物（如蔗糖）的摄入，不吃糖果、甜糕点、饼干等甜食，少吃脂肪性食品，特别是肥肉，可适量增加蛋白质饮食，如豆制品、瘦肉等。然而，并不是一提减肥就一点糖及含糖食品都不能吃，重要的是小儿肥胖是处于发育期的肥胖，要避免极端地限制热量，学龄期儿童每年能增高 5～6 厘米，只要体重维持在现状的情况，一年后其肥胖程度将得到改善。极端的饮食限制会给儿童造成心理上的压抑，有时也会引起对治疗的抵触。总之，只要合理调整肥胖儿童的饮食，就能取得又减肥又不影响儿童生长发育的良好效果。

1 胖宝宝的健康饮食方案全攻略

肥胖是一种疾病，需要采取积极的方法去治疗。家长要帮助孩子减肥，减肥最好的方法是饮食运动，下面介绍一下饮食的总方案：

（1）原则

低脂肪、低碳水化合物、低热量。

（2）步骤

先从主食减起，然后减副食。量的减少应循序渐进，先减 1/4 量，依次变成 1/3 量、1/2 量。

（3）三餐分配原则

早餐占全天饮食总量的 35%，要吃好。中餐占全天饮食总量的 45%，要吃饱。晚餐占全天饮食总量的 20%，要吃少。

（4）各营养素所占比例

蛋白质占总量 20%，脂肪占总量 30%，碳水化合物占总量 50%。

（5）每日饮食参考值

每日蔬菜类 400～500 克，水果类 100～200 克，谷类 200～300 克，蛋类 50 克，肉类 50 克，豆制品 50 克，奶类 100 克，油脂 25 克。

2 应对小儿肥胖不能一味靠节食

很多家长为让孩子减肥，不让孩子吃东西，其实这样做是不对的，应对小儿肥胖不能一味靠节食，要讲究方法和程度：

（1）沟通

对小儿进行治疗，让孩子做到不吃零食，这是一种较难的事情。因此，在进行饮食控制之前，务必将肥胖的危害、零食的危害和治疗方案，耐心而详细地告诉孩子，以求得他们的配合，这一点对于治疗的顺利进行与否，有着关键性的作用。

（2）饮食

对小儿进行饮食治疗，先要掌握病儿的食物营养特点，以便于对各个年龄阶段和各个病程阶段的患儿制定节食食谱。要注意使他们食物多样化，维生素充足，不给刺激性调味品，食物宜采用蒸、煮或凉拌的方式烹调，应减少容易消化吸收的碳水化合物（如蔗糖）的摄入。少吃糖果、甜糕点、饼干等甜食，少吃脂肪性食品，特别是肥肉，可适量增加蛋白质饮食，如豆制品、瘦肉等。

（3）热量

并不是一提减肥就一点糖及含糖食品都不能吃，重要的是小儿肥胖是处于发育期的肥胖，要避免极端地限制热量，学龄期儿童每年能增高5～6厘米，体重维持在现状的情况下，一年后其肥胖程度将得到改善。

专家提醒

家长极端地进行饮食限制会给儿童造成心理上的压抑，有时也会引起对治疗的抵触。因此，只要合理调整肥胖儿童的饮食，就能取得又减肥又不影响儿童生长发育的良好效果。

3 小儿肥胖时饮食有什么宜忌

肥胖症是一种慢性病。体内储藏脂肪过多，以至于健康受到影响。肥胖可以引发多种疾病，如高血压，冠心病、心绞痛、脑血管疾病、糖尿病、高脂血症、高尿酸血症、女性月经不调等，还能增加人们患恶性肿瘤的几率。

首先，肥胖症吃什么好？

（1）宜蔬菜类，萝卜、土豆、绿豆芽、竹笋、冬瓜、黄瓜、番茄、青菜、卷心菜、胡萝卜、南瓜、芹菜、茭白、四季豆等。

（2）宜豆制品中的豆腐、豆浆、豆奶等。

（3）宜动物性食物中的各类虾、贝、黄鳝、鲤鱼、鲢鱼、黄鱼、黑鱼、虾皮、猪血；各种奶类，如牛奶、酸奶等。

（4）宜水果类，如西瓜、苹果、梨、桔子、草莓、桃子、枇杷、橙子、菠萝、葡萄等；其他还有木耳、海带等。

其次，肥胖症患者饮食禁忌有哪些？

（1）忌高糖类食物，如各种糖果、巧克力、麦乳精、炼乳、甜饮料、甜点心、各种冷饮、蜜饯等。

（2）忌高脂肪类食物，如油炸食品（包括炸鸡、炸土豆条、油条等）、动物油（如猪、牛、羊、鸡油）、各种动物肥肉、黄油、曲奇饼干。

（3）忌坚果类食物，如花生米、核桃肉、松子、瓜子、芝麻、腰果等。

专家提醒

现如今肥胖的患者越来越多，由此带来的疾病危害也随之增多，好多种疾病的发生都与肥胖有关。可以从运动和饮食两方面进行调整。进行饮食调养时一定要知道适合吃什么，不宜吃什么。

4 什么是热量，哪些营养素能产生热量

正如汽车行驶需要汽油作为动力一样，人的生命活动也需要热量作为动力。可以这样说，没有热量生命就无法维持。人体所摄取的热能最初都是源于太阳的，阳光能通过光合作用将能量带入植物体内，然后通过植物－动物－人的食物链进入人体。热量本身不是营养素，它是由

体内或者食物中的三大产热营养素——蛋白质、脂肪和碳水化合物在体内经过分解代谢所释放出来的。脂肪的单位产热量最大，每克脂肪可释放约 9 千卡热量。在这三大产热营养素中，脂肪和碳水化合物承担了主要能量提供者的角色，这是由于蛋白质虽然也可用来供能，但其主要职责为构成身体及构成生物活性物质，如各种酶和抗体等。同时，因为蛋白质在体内含量有限，应尽量受到保护，而不能随便被"燃烧"而消耗。食物中能供给热量的物质也是三大产热营养素。它们所提供的热量应有一个适当的比例，按中国人的膳食习惯和特点，碳水化合物为最主要和最廉价的热量来源，其占总热量的比例应为 60% ～ 70%，脂肪应占 20% ～ 25%，蛋白质应占 10% ～ 15%。顺便说一下，热量的传统单位为千卡，国际单位为千焦，两者的换算关系为：1 千卡 =4.18 千焦或 1 千焦 =0.24 千卡。

5 高热量食物有哪些

高热量的食物大约有八种：

（1）动物脂肪

包括肥膘、肉块、奶油、鱼油、蛋黄。

（2）植物油

包括花生油、豆油、菜子油、色拉油。植物油可以增加血液中的三酰甘油，这是非常危险的。

（3）氢化植物油

现在还有一种加入化学试剂的植物油，叫氢化植物油。这种油像肥皂块一样，是制造巧克力的重要原料。我们吃巧克力主要就是吃氢化植物油。因此我们吃了巧克力之后，血液中的三酰甘油就要升高。

（4）人造食油

现在还有一些化学油脂，叫人造黄油、人造奶油、人造可可油等，广泛用于食品工业。

（5）细粮

如小麦、大米和糯米。

（6）糖类

包括白糖、红糖、冰糖、水果糖、巧克力。

（7）蜂蜜

有人说，蜂蜜的营养价值很丰富。是的，蜂蜜含有各种各样的物质，但是蜂蜜含有 70% ～ 80% 的糖分。

（8）淀粉

我们经常将淀粉作为炒菜的调料。

6 低热量食物有哪些

低热量食物有四种：

（1）体积大、纤维多的食物

因为这种食物可增加饱足感从而有效地控制食欲，例如新鲜蔬菜、水果。

（2）新鲜的天然食物

新鲜的天然食物一般热量都比加工食物要低。例如，胚芽米的热量低于白米，新鲜水果的热量低于果汁，新鲜猪肉的热量低于香肠、肉干等。

（3）清炖、清蒸、水煮、凉拌食物

这些食物比油炸、油煎、油炒食物热量低得多，例如清蒸鱼、凉拌青菜、泡菜等，都是可供你外食时选择的上好的低热量食物。

（4）肉类尽量选择鱼肉、牛羊肉等

肉类所含热量依种类不同，大致是：鸭肉＞鸡肉＞猪肉＞牛肉＞羊肉＞鱼肉，所以尽量选择鱼肉和牛羊肉。

专家提醒

很多家长都在想尽办法通过饮食运动等途径来给孩子减肥，可是节食这个方法希望家长不要想，节食是对身体有害的，可以通过摄入低热量的食物和运动来减肥，以达到健康减肥的效果。

7 什么是"低热量密度减肥法"

自从潇潇被诊断患有肥胖症后，妈妈就按医生的建议给潇潇进行饮食调养治疗，妈妈一直在网上学习减肥食谱，可潇潇有的爱吃有的不爱吃，妈妈的减肥计划实施起来很困难。幸运的是妈妈偶然看到一种"低热量密度减肥法"，操作起来非常简单，而且潇潇非常喜欢。到底什么是"低热量密度减肥法"呢？

"低热量密度减肥法"实际操作起来非常简单。举例来说，往饭里加些水果和蔬菜就能有效降低这顿饭的总体热量密度。至于加什么，随个人口味而定。如胡萝卜、莴苣等都可以。面饼里可以加点蘑菇；麦片粥里放些草莓、苹果或香蕉；沙拉酱里放点豆瓣，后用胡萝卜或芹菜杆蘸着吃。这样，既能吃饱，热量密度又降低。具体做法如下：

（1）吃水果而不喝或少喝水果汁，因为吃整个水果感觉比喝果汁要饱得多。

（2）喝脱脂奶而不喝全脂奶，因为它们的蛋白质含量都是一样的，而喝脱脂奶，让你感到吃饱的是蛋白质而非脂肪。

（3）喝清汤而不喝浓汤，正式用餐前喝点汤有利于你少食，不过，不要喝含有肉类的杂烩汤。

（4）吃新鲜水果而不吃干果，任何食物去掉水分后，热量都会上升。在摄入同样卡路里的情况下，新鲜水果的分量更大，更有利于减肥。

（5）吃水果而不吃饼干，即便是不含脂肪的饼干，其热量也高于炸薯条，且由于它既无水分，又无纤维素，不能使人产生饱足感，还是吃一盘水分和纤维素含量都很高的草莓比较好。

（6）吃水果而不吃沙拉，水果热量较低，但是，如果拌有沙拉酱和糖，优势就尽失了。普通的沙拉酱大都含脂肪较多，一盘水果中哪怕只加几勺沙拉酱也会使热量直线上升，不如干脆直接吃水果。

专家提醒

　　低热量密度食谱的缺点是不太禁饿，饭后两三个小时就觉得饿了，这没关系，适当在正餐之间进行加餐，吃点低热量的零食食品，这样既可满足你吃零食的欲望，而且也不至于增肥。

8 孕期吃鱼油可预防宝宝超重吗

　　小娟怀孕 3 个月了，丈夫听说孕期吃鱼油可预防宝宝超重，就给小娟买了 10 瓶。孕期吃鱼油真的可预防宝宝超重吗？

　　一些人士认为，母亲在妊娠期间摄入 ω-3 脂肪酸等"好"脂肪酸可预防孩子超重。为了验证这种观点，德国研究人员将 208 名孕妇分为两组，一组在妊娠期和哺乳期服用富含 ω-3 脂肪酸的鱼油，并在饮食上多鱼少肉，以摄取更多的 ω-3 脂肪酸；另一组则照常饮食，不服用鱼油。通过对两组孕妇的子女从胎儿到周岁的观察，研究人员发现，两组孕妇的子女脂肪组织发育情况并无差异。也就是说，孕妇服鱼油并不能预防宝宝超重。

专家提醒

　　胎儿在子宫内发育是个复杂的过程，营养补充与脂肪组织发育的关联并非想象中那样简单。同时，提醒人们谨慎相信一些营养品所承诺的功效。

9 婴儿肥胖怎样添加辅食

　　妈妈抱着 3 个月的小烨去医院体检，体重为 7.5 千克，医生说已经算是肥胖了，建议我们提早添加辅食，妈妈说宝宝现在是纯母乳喂养，既然诊断为肥胖了不是应该推迟加辅食吗？那么，像这样的情况到底是该延迟还是提早添加辅食的时间？

　　如果是纯母乳喂养的宝宝，应该在宝宝满 6 个月再开始添加辅食。添加辅食时要先加米粉再加蛋黄，先加菜泥再加果泥。加的量一定要由少到多。再有就是要让宝宝多运动，比如 3 个月让他练习翻身，5 个月让他练习坐着，也可以给他做一些婴儿操，帮助他被动运动。专家认为，几个月大的宝宝奶还是要喂饱的。家长要做的就是每个月测一次身高、体重，根据宝宝的月龄决定他的喂养方式和运动方式。

　　另外，对于非母乳喂养的孩子怎样减肥呢？

（1）定时喂奶、奶量个体化——在辅食之外不得不提的问题

用配方奶或者母乳与配方奶混合喂养的宝贝，应固定喂养时间，最好每4小时喂一次奶，奶量以宝贝自己喝饱为准，既不要用其他同龄宝贝的奶量为标准，也不要刻意按照奶粉包装上建议的量来强制性达标，每个宝贝的消化吸收能力是不相同的，而且他们都知道自己"吃多少算够"。一旦紧闭小嘴、把奶嘴往外顶或用手推奶瓶，就说明已经吃饱了。不可让过度喂养来帮助宝贝变胖墩！

（2）正确喝水——不让甜水成为宝贝超重的帮凶

要想规律宝贝的吃奶间隔时间，避免频繁进食，一定要在两次喂奶之间给宝贝喂水，这样他们就不会因为错误地把渴的信号当成饿而吃得太多。可是，许多家长为了让宝贝多喝水、改善大便或补充营养，经常用冰糖水、果汁等替代白水，这种做法是很不科学的。正确的方法是培养宝贝喝白水的习惯，不让他们"早恋"上甜水，以免带来额外的热量摄入，使体重增加更快。

专家提醒

家长应该每个月为宝宝测一次身高、体重，再以此根据宝宝的月龄决定他的喂养方式和运动方式。

10 肥胖宝宝需要控制水果吗

小超的妈妈最近在帮小超减肥，为不让孩子吃太多零食，妈妈买了各种水果，鼓励小超多吃水果，以减少饮食量。可是最近小超妈妈在网上看了一则健康消息，肥胖宝宝需要控制水果，妈妈不知道怎样做才

对？到底肥胖宝宝需不需要控制水果呢？

专业人士称，这要看吃什么水果，怎么吃。水果是对身体有很多益处的碱性食品，有些人因而误以为水果吃得多，饭量相应减少些，这样能预防肥胖。有些人干脆不吃晚餐，晚上只吃水果加上一些小零食。这样不但不能预防肥胖，很有可能会增肥而且增加的肥肉很愿意往腰腹部长。原因是水果含有丰富的糖分，一个人摄入过多的糖分就必然要在体内转化为脂肪，不管它（糖）是来自巧克力、饮料还是水果，结果都一样，差别仅在于转化的速率罢了。尤其饭后吃水果，就等于吃了多余的糖，这部分多余的糖只好转为脂肪存起来。所以，以为吃水果不会发胖就错了。故水果应在两餐之间或餐前半小时吃，有益于身体，又不会导致发胖，水果所含的糖作为热量很快被利用消耗掉，营养素被充分地吸收，果胶还能减少进餐时多余胆固醇的吸收，帮你美容、通便，又不会让你发胖。甜度大的水果，最好下午3点以后不要吃，因为越晚吃进的糖分转化为脂肪的可能性就越大。

专家提醒

吃水果也有讲究，要注意以下三点：饭前吃水果；以水果代替晚餐不能减肥；餐后大量吃水果容易发胖。

11 妊娠期合理膳食应遵循什么原则

妊娠期的合理膳食是通过合理的膳食调配、膳食制度和烹调方法提供孕妇所必需的热能和各种营养素的平衡膳食，以实现孕妇合理营养的需要。这里有妊娠期合理膳食的几条原则提供给孕妇：

（1）供给足够的热能和营养素，应按照孕妇热量和营养素的供给量标准选择食物的种类和数量，组成孕妇平衡膳食。

（2）选择食物要多样化，注意膳食的色、香、味和多样化。

（3）应有适量的进食体积，每餐饭菜应具有一定的容积和饱腹感。

（4）具有合理的膳食制度，配膳时应注意季节变化。

（5）合理烹调，注意膳食的感官性状，尽可能照顾用膳人的饮食习惯。

专家提醒

要预防和减少巨大儿，孕妇应做好围产期的保健，在保健医生的指导下补充营养，并进行一些力所能及的劳动锻炼，使营养消化吸收得更好。

12 通过饮食调养需要注意什么

小薇薇今年3岁了，妈妈一般定期带薇薇做体检，了解孩子的发育状况。最近半年，薇薇妈妈公司派她出国考察，薇薇这半年由姥姥带着，体检的事也落下了。妈妈一回来就带微微做体检，医生说薇薇各项指标都很好，就是胖了点，可以通过饮食调养帮孩子减肥。妈妈回家就开始了饮食减肥计划，可薇薇妈妈不知道通过饮食调养需要注意什么。

家长在通过饮食调养帮孩子减肥时需要注意以下几点：

（1）零食和甜食尽量要少吃。

（2）主食尽量做到粗粮和细粮搭配。

（3）鱼要有选择地吃，鳗鱼要少吃。

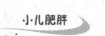

（4）油炸食品易发胖又没有营养，不宜多吃。

（5）洋快餐不宜多吃。

（6）肉要尽量少吃。

（7）要多吃鸡蛋。

（8）可吃一些含糖量低的水果。

专家提醒

　　家长在通过饮食调养帮孩子减肥时，也应注意一些事项，切不可盲目节食。

13 小儿肥胖有哪些精选食谱呢

　　小雨轩可挑食了，妈妈做的饭常常不吃，饿了就吃零食，因为经常吃零食小雨轩都成小胖子了。妈妈想通过饮食调养帮小雨轩减肥，可妈妈会做的东西实在太少了。下面介绍 2 个精选食谱：

　　（1）主食——山楂冬瓜饼

　　营养提示：山楂可降血脂、胆固醇。冬瓜清热解毒，利水消肿等。适用于小儿肥胖症、高脂血症。

　　制作方法：山楂、冬瓜剁泥。盆内放适量温水，放入酵母搅开，放入鸡蛋、蜂蜜、面粉，搅成浓稠状饧发待用。见面糊鼓起时，加入山楂、冬瓜泥和匀，制成圆饼。平锅加适量油烧热，放入圆饼，煎成金黄色鼓起熟透即可食。

　　（2）饮料——荷叶饮

　　营养提示：荷叶可消食积，醒胃化浊，降胆固醇、血脂等。桑白皮可补虚益气，适用于痰浊内盛之肥胖儿童，久服可转瘦，身材苗条。

制作方法：荷叶、桑皮各 20 克，水煎服。

14 帮助宝宝减肥的经典粥谱

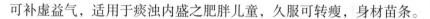

粥是中国老百姓最喜欢的食品之一，味道鲜美，营养丰富。喝粥既能滋养肠胃，又能滋润肌肤，既不会增加消化系统的负担，又不会导致身体肥胖，是生活中不可缺少的一部分。下面介绍几种减肥粥：

（1）山药肉粥

营养提示：气虚的宝宝一般偏胖，且为虚胖，有薄薄的舌苔，舌不红，这类宝宝因为体质虚弱，也容易感冒。山药健脾益气，最适合这类宝宝。

制作方法：米煮成粥，将山药 20 克（或生山药切片）、猪肉末适量一起煮至熟为止。

（2）节瓜鸡肉粥

营养提示：节瓜具有清热、清暑、解毒、利尿、消肿等功效，对肾脏病、浮肿病、糖尿病的治疗也有一定的辅助作用。节瓜在瓜类蔬菜中钠含量和脂肪含量都较低，常吃可以起到减肥的作用。鸡肉蛋白质的含量比例较高，种类多，而且消化率高，很容易被人体吸收利用，有增强体力、强壮身体的作用。鸡肉含有对人体生长发育有重要作用的磷脂类，是中国人膳食结构中脂肪和磷脂的重要来源之一。

制作方法：节瓜去皮洗净，鸡胸肉一小块剁至极烂，米 2 汤匙洗净，加入浸过米面的清水浸 1 小时（米浸软能加速煲烂），把 3/4 杯或适量的水放入小煲内煲滚。放入米及浸米的水，节瓜也放入煲内煲滚，慢火煲成稀糊。取节瓜压成蓉放回粥内，鸡肉也放入，煲成稀糊，加入极少的盐调味。

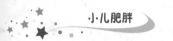

（3）燕麦粥

燕麦含有非常丰富的蛋白以及纤维素，饱腹感很强，而且还有清肠排毒的作用。每天早晚各吃一碗燕麦粥，体重自然就会降下来。水煮的燕麦粥营养丰富，热量也比较低，非常适合瘦身的人士食用。

（4）豆浆粥

豆浆粥十分香甜美味。做法很简单，把大米和豆浆按照1：10的比例倒入锅中一起熬煮，可以适当加一点白糖。同样是早晚作为主食来食用，对于养颜瘦身非常有效果。

（5）地瓜粥

把地瓜去皮切成小块，和大米一同熬煮成地瓜粥。地瓜的味道甘甜，而且纤维素非常丰富，早晚食用不但不会让我们产生饥饿感，而且热量也相对较低，是非常不错的瘦身粥。

（6）胡萝卜粥

胡萝卜中含有十分丰富的纤维素以及矿物质，尤其是胡萝卜素更能抑制脂肪的生成。把胡萝卜洗净切成小块和大米一同煮粥，早晚食用，可以提高身体的新陈代谢并且逐渐减少脂肪。

（7）绿豆粥

绿豆具有非常强大的解毒清热作用，而且还能利尿消肿。经常用绿豆熬粥，可以逐渐降低身体内的脂肪和胆固醇，并且排出体内囤积的毒素，让身体逐渐消瘦下去。

（8）桂圆红枣粥

红枣和桂圆都是营养价值非常高的食材，用它们和大米一同熬粥可以有效提高身体的循环和代谢，是非常减肥的养生瘦身粥，加入适量的红糖可以让养生的效果更加明显。

（9）胡桃粥

古书中曾经记载，胡桃有非常好的滋润和通气功效，可以帮助身体畅通气血。用胡桃和大米熬煮成粥，加上少量的红糖调味，香甜入口，早晚服用胡桃粥减肥效果很好。

（10）猪肉粥

猪肉中有非常丰富的 B 族维生素，是帮助脂肪分解的有利物质，而且猪肉还能滋阴补肾，把猪肉翻炒后和同量的大米一同熬煮成猪肉粥，再加入少量的食盐入味，可以当早餐来食用。猪肉粥是非常营养的美容瘦身粥。

15 宝宝适量吃肉长大反而会"苗条"吗

小军在一次体检中被诊断为重度肥胖，自此小军家人就开始限制小军饮食，尤其不让小军吃肉类食品，小军家人的做法对吗？

在传统的认识中，吃肉类食品可以使人发胖。可美国科学家近日公布的一项研究结果表明，多吃水果和蔬菜，同时经常适量吃一些富含脂肪的食物及乳制品是最合理的饮食结构，那些在小时候经常适量吃一些高脂肪食物的孩子，在长大后，反会"苗条"。研究还发现，与那些很少吃乳制品的孩子相比，那些能经常适量吃一些牛奶、酸奶和奶酪的孩子不容易增加体重，因为乳制品所富含的钙质对负责储存脂肪的激素有影响。

专家提醒

孩子的饮食结构不能与成人的饮食结构相提并论，需要考虑一定的平衡。在他们这个年龄，不仅要提倡多吃水果和蔬菜，也要提倡经常适量地吃一些富含脂肪的食物和乳制品，这种饮食结构已证明对防止成年后发胖有作用。家长不能为了防止孩子吃胖而不让孩子吃肉类。

16 所有的减肥营养餐都适合我家宝宝吗

肥胖儿童日益增加，已成为当今家庭和社会关注并担忧的问题。肥胖儿童的治疗关键在于控制饮食，因此常给孩子进食下列食物将会大有裨益。不是每种食物对肥胖宝宝都有用，要吃得对才能起到作用。下面将食物根据中医性味等进行分类，辨证选用才能起到事半功倍的作用。

（1）脾虚湿阻

体肥臃肿，倦卧少动，胸闷气短，纳差腹满，舌淡胖，苔白腻，脉濡缓。

马铃薯（洋芋、土豆、山药蛋）味甘、性平。作用：补气，健脾。宜于脾虚体弱，食欲不振，消化不良。发芽的马铃薯芽与皮有毒，忌食。

红薯（甘薯、地瓜、番薯）味甘、性平，归脾胃经。作用：补脾胃，益气力，宽肠胃。宜于脾胃虚弱，形瘦乏力，纳少泄泻。多食易引起反酸烧心、胃肠道胀气。

香菇味甘、性平。作用：益胃气，托痘疹。宜于脾胃虚弱，食欲不振，倦怠乏力。属于发物，麻疹和皮肤病、过敏性疾病者忌食。

山药味甘、性平，归脾、肺、肾经。作用：补气健脾，养阴益肺，补肾固精。宜于脾气虚弱，食少便溏，慢性泄泻。湿盛和气滞胀满者忌食。

栗子味甘、性温，归脾、胃、肾经。作用：补脾健胃，补肾强筋，活血止血。宜于脾虚食少，反胃，泻泄。气滞腹胀者忌食。

红枣（大枣）味甘、性温，归脾、胃经。作用：补益脾胃，养血安神。宜于脾胃虚弱，食少便稀，疲乏无力。气滞、湿热和便秘者忌食。

鸡肉味甘、性温，归脾、胃经。作用：补中益气，补精添髓。宜于脾胃虚弱，疲乏，纳食不香，慢性泄泻。实证、热证、疮疡和痘疹后忌食。

兔肉味甘、性凉。作用：补中益气，凉血解毒。宜于脾虚食少，血热便血，胃热呕吐，反胃，肠燥便秘。虚寒、泄泻者忌食。

猪肚（猪胃）味甘、性温。作用：补益脾胃。宜于虚弱、泄泻者，近代用于胃下垂和消化性溃疡。

牛肚（牛百叶）味甘、性温。作用：益脾胃，补五脏。宜于病后气虚，脾胃虚弱，消化不良。

羊肚（羊胃）味甘、性温。作用：补虚弱，益脾胃。宜于形体瘦弱，脾胃虚寒。

牛肉味甘、性平，归脾、胃经。作用：补脾胃，益气血，强筋骨。宜于脾胃虚弱，食少便稀，中气下陷，慢性泄泻。

桂鱼味甘、性平，归脾、胃经。作用：补脾胃，益气血。宜于脾胃虚弱，食欲不振。虚寒证、寒湿证者忌食。

泥鳅味甘、性平，归脾、肺经。作用：补中益气，利水祛湿。宜于中气不足、泄泻、脱肛。

粳米味甘、性平，归脾、胃经。作用：补中益气，健脾和胃。宜于中气不足，倦怠乏力，食少便溏，脾胃不和，呕吐，泄泻。

籼米味甘、性温，归肺、脾、心经。作用：补脾胃，养五脏。宜于脾虚湿盛腹泻。热证、湿热证、阴虚证忌食。

糯米（江米）味甘、性温，归脾、胃、肺经。作用：补中益气，补肺敛汗。宜于脾虚腹泻，近代用于慢性胃炎、消化性溃疡。本品黏滞难化，食积证、气滞证、湿证、脾虚胃弱及消化不良者忌食。

扁豆味甘、性微温，归脾、胃经。作用：健脾化湿，清暑和中。宜于脾虚湿盛，食少便稀，暑湿吐泻。气滞腹胀者忌食。

豇豆味甘、性平，归脾、肾经。作用：健脾，补肾。宜于脾胃虚弱，腹泻，呕吐。气滞证和便秘者忌食。

蜂蜜味甘、性平，归脾、肺、大肠经。作用：补脾缓急，润肺止咳，润肠通便。宜于脾胃虚弱胃痛，津亏肠燥便秘，近代用于消化性溃疡。湿证、湿热证、胃胀腹胀、呕吐、便稀者忌食，不宜与葱、莴苣同食。

蜜饯山楂：取生山楂 500 克，蜂蜜 250 克，先去除山楂的果柄及果核，放入锅中，加清水适量，煎煮至七成熟烂（或水将耗尽）时，加入蜂蜜，再以小火煎至熟透，收汁即可。待冷却后，放入瓶内贮存备用，每日服数次。"蜜饯山楂"能消除脂肪，并具有健胃补虚、活血化瘀等功效，对肥胖症有一定疗效。

（2）脾肾两虚

形体肥胖，疲倦乏力，腰背酸痛，头晕气短，畏寒肢冷，阳痿阴冷，下肢浮肿，舌淡体胖，脉沉细。

山药味甘、性平，归脾、肺、肾经。作用：补气健脾，养阴益肺，补肾固精。凡肾虚之人，宜常食之。湿盛和气滞胀满者忌食。

栗子味甘、性温，归脾、胃、肾经。作用：补脾健胃，补肾强筋，活血止血。生吃宜于肾虚腰脚无力者。气滞腹胀者忌食。

胡桃味甘、性温。作用：补肺止喘，补肾固精，润肠通便。适宜肾虚喘嗽、腰痛脚弱、小便频数、大便燥结之人。

狗肉味咸，性温。有补中益气，补肾助阳之功。用于脾胃虚寒，脘腹冷痛胀满，饮食减少之证。但一般不宜于春、夏服用。

羊骨味甘、性温。作用：补肾强筋骨。宜肾虚劳损，腰膝无力怕冷，筋骨挛痛者。

粟米（小米）味甘咸，性微寒。有补中益气，健脾益肾之功。用于脾肾不足所致的纳食少，烦渴，反胃呕吐及病后体弱等。

小麦：味甘，性凉。有健脾养心益肾，除热止渴之功。用于口干咽燥，烦躁不安，食欲不振等。

虾米白菜：取干虾米 10 克，白菜 200 克，植物油 10 克，酱油 10 克，食盐 3 克，味精少许。先将干虾米用温水浸泡发好，再将白菜洗净，切成约 3 厘米的段。随后，将油锅烧热，放入白菜炒至半熟，再将发好的虾米、食盐、味精放入，稍加清水，盖上锅盖烧透即可。虾米白菜具有补肾、利肠胃等功效，尤其适合于肥胖儿童经常食用。

（3）肝郁气滞

形体肥胖，胸胁苦满，胃脘痞满，时有呃逆，月经不调或闭经，失眠多梦，舌质暗红，苔白，脉弦细。

莲藕：能通气，能健脾胃顺气。

萝卜：擅长顺气健胃，理气消痰。以青萝卜疗效最好，红皮者次之，可用排骨、牛肉等炖萝卜汤吃。

山楂：善于顺气活血，化食消积。但食用要适宜，胃酸过多者慎用。血瘀体质者可用山楂煮红糖水，可以补血解瘀。

玫瑰花：有柔肝理气，宁心安神的功能，可用玫瑰花泡茶饮。

合欢花：解郁安神。用于心神不安，忧郁失眠。

麦冬、五味子、枸杞、百合煮水滋阴降火。枸杞煮粥，鲜百合炒着吃效果也不错。

金银花、菊花、炒决明子泡绿茶降火，亦有轻微的疏肝理气之功。

乌梅、冰糖煮水滋阴，夏日可常喝，效果很好。

香菜味辛，性温，归肺、脾经。益补脏腑、行气通经，能去除人体内所有的不正之气。

香菜葛根荞麦粥：取香菜50克，葛根、荞麦各15克，粳米50克。将香菜洗净切碎，将荞麦研成细末，放入炒锅中不停翻炒，炒出香味时盛出。将葛根放入锅中加清水煎煮，并弃渣取汁，放入粳米，用小火煮成稀粥状。将荞麦、香菜放入锅中，煮沸即可。《医林纂要》中说："芫荽，补肝，泻肺，升散，无所不达，发表如葱，但专行气分。"香菜葛根荞麦粥有养心补肝、益肺健脾、清热祛燥、养神益智的功效。气郁体质者若有烦躁、健忘、失眠、惊悸、咽干口渴等症状时宜食用。

（4）阴虚内热

体质肥胖，头痛眩晕，目胀耳鸣，面色如醉，血压升高，肢体麻木，五心烦热，舌尖红，少苔或薄，脉弦细。

银耳性平，味甘淡，有滋阴养胃、生津润燥的作用。尤其是对肺阴虚和胃阴虚者，最为适宜。

西洋参性凉，味甘微苦，能益气养阴，对气阴两伤之人最宜。

鸭肉性平，味甘咸，能滋阴养胃。民间也认为鸭是最理想的清补之物，阴虚体质者宜食之。

猪肉性平，味甘咸，有滋阴和润燥的作用。

鸡蛋性平，味甘，不仅能益气养血，而且无论鸡蛋白或鸡蛋黄，均有滋阴润燥的作用，凡阴虚之人食之颇宜。

牛奶性平，味甘，不仅营养丰富，更具有滋阴养液、生津润燥的功效。

海参有滋阴、补血、益精、润燥的作用。海参是一种高蛋白低脂肪的海味珍品，既能补益，又能滋阴，阴虚体质者宜常食之。

蚌肉含有丰富的蛋白质和维生素，有滋阴、清热、明目的功效。阴虚之人常用蚌肉煨汤食用，最为适宜。

鳆鱼又称石决明肉，有滋阴清热、益精明目的作用。

梨有生津、润燥、清热的作用，对肺阴虚或热病后阴伤者最宜。

黄瓜拌肉丝：取鲜嫩黄瓜750克，瘦猪肉100克，当归3克，白糖50克，醋30克，食盐2克，生姜10克，菜油50克。先将黄瓜洗净削去两头，切成3厘米长的瓜段，再切成粗丝，生姜洗净切成细丝，当归洗净切成片，猪肉洗净后先用开水煮熟，捞出待凉后再切丝。然后把肉丝、黄瓜丝放入盘内，加上白糖、醋、姜丝等拌匀。另将锅置火上加入清油，烧至八成熟时下当归片，待浸出香味时拣出当归不用，再将油倒在瓜丝上拌匀即可。黄瓜拌肉丝具有滋阴润燥、清热利湿之功效。肥胖儿常食之，不仅减肥，亦可红润肌肤。

（5）胃热湿阻

形肥体健，多食易饥，胃脘滞闷，口舌干燥，口渴喜饮，大便秘结，舌红苔黄，脉滑数。

鲜萝卜：性凉，味辛、甘，归肺、胃经，有胃火者可以饮用萝卜汁进行调理治疗。但是属脾胃虚寒型者不宜服用。

绿豆：绿豆有清热解毒、消暑止渴、清心泻火的功效，能清心胃之火。

菱角：可清火祛燥，特别适于消化不良、不喜吃油腻的人。

大白菜：甘，温，无毒。通利肠胃，消食下气，治瘴气。有清肠排毒与清心降火作用。

野生凉瓜：具有清热解毒、清凉降火、养颜美容等作用，还具有提神降气、清心明目之作用。

盐渍三皮：取西瓜皮200克，刮去蜡质外皮，洗净；冬瓜皮300克，刮去绒毛外皮，洗净；黄瓜皮400克，去除瓜瓤，亦洗净；食盐、味精各适量。将三皮切成条块状，置于容器中，用食盐、味精腌渍12小时，即可食用。西瓜皮、冬瓜皮、黄瓜皮均有清热、利湿、畅通之作用，将三味同用，可共奏利湿减肥之效，对小便不利、四肢水肿者尤其有效。

以上食品要根据体质类型选择，且应适量食用。

小儿肥胖

NO.7

预防、养护与康复

遏制儿童少年肥胖只是家庭问题吗

肥胖日益流行不仅对健康产生近期或远期的影响，而且对社会经济的发展也有较大的阻碍作用。鉴于此，从发达国家到发展中国家都投入大量的人力、物力对肥胖进行研究，以期制定出控制肥胖的对策，而且把肥胖的一级预防的重点放在儿童期，作为保护社会生产力的战略措施。欧洲儿童肥胖工作组（ECOG）在 2005 年会议上呼吁，抵抗肥胖的行动刻不容缓，家庭、学校、医学专家、政府、企业和媒体应共同协作，投入到儿童青少年肥胖的预防工作中。

（1）政府不失时机的政策和行动是遏制儿童少年肥胖问题发展的关键

美国儿童少年的肥胖率自 1980 年开始急剧上升，科技界和美国科学院医学部等对之进行了大量研究并采取行动，如制定膳食指南等，随着肥胖人群的扩大以及研究的深入，对肥胖的健康后果和经济损失认识的深化，美国于 1999 年将肥胖作为重点公共卫生问题提出。至 2005 年，欧洲也有 19 个国家出台了"抵抗肥胖的国家行动计划（National Action Plans against Obesity）"，包括推动体力活动的开展，制定膳食指南，全民健康教育，肥胖高危因素的早期干预，限制学校甜饮料、快餐食品自动售货机的数目等。

（2）学校应作为控制儿童少年肥胖的主要领域之一

美国以学校为基础进行了许多儿童肥胖的防治研究，是成功的。包括发动和给予老师知识和技能；学生的教育和体力活动的安排纳入学校的课程计划；发展各种灵活的加强经常性体力活动的方式，体力活动教育以营养知识为先导，不断与营养知识教育结合，启发儿童的行为自觉性。

（3）家庭作为整体的参与

使家长真正认识到儿童肥胖的健康后果——成年期疾病的危险。提倡母乳喂养，合理添加辅食；全家共同行动，改变不良的生活方式、饮食习惯和不合理的膳食结构；解除儿童的心理变化——孤独、自卑，减少肥胖症发生的心理因素；提高对危险因素易感家庭的识别，及时给予医疗监督，以控制肥胖的发生发展。

我们应以前车之鉴，并借助上述防治经验，积极行动起来，将培养具有科学健康生活方式，不因肥胖而使心血管病、糖尿病等疾病发病危险因素增加，身心健康的一代新人作为我国儿童保健工作的进一步目标。

2 肥胖症干预的总原则

应树立正确观念，即肥胖是可以预防和控制的，某些遗传因素也可通过改变生活方式来抗衡。下面讲一下肥胖症干预的总原则：

（1）必须坚持预防为主，从儿童青少年开始从预防超重入手并须终生坚持。

（2）采取综合措施预防和控制肥胖症，积极改变人们的生活方式，包括改变膳食、增加体力活动、矫正引起过度进食或活动不足的行为和习惯。

（3）鼓励摄入低能量、低脂肪，适量蛋白质和碳水化物，富含微量元素和维生素的膳食。

（4）控制膳食与增加运动相结合，以克服因单纯减少膳食能量所产生的不利作用，二者相结合，可使基础代谢率不致因摄入能量过低而下降，达到更好的减重效果。积极运动可防止体重反弹，还可改善心肺功能，产生更多更全面的健康效益。

（5）应长期坚持减体重计划，速度不宜过快，不可急于求成。

（6）必须同时防治与肥胖相关的疾病，将防治肥胖作为防治相关慢性病的重要环节。

（7）树立健康体重的概念，防止为美而减肥的误区。

3 为避免宝宝成为小胖墩，父母可以做什么

肥胖是指身体内脂肪的过多堆积。随着人们生活水平的不断提高，膳食结构和育儿方式的改变，胖宝宝越来越多，儿童肥胖症已成为常见的营养不良性疾病。胖宝宝产生的因素相当复杂，很难将各种因素单独分割开来，但最终原因是能量摄入与能量消耗的不平衡，能量在体内的积累导致了胖宝宝的产生。遗传与环境因素的相互作用被认为是最主要的原因，目前比较一致的观点认为，肥胖的遗传度约占 1/3，其余的 2/3 为环境因素造成的，说明环境因素对宝宝肥胖有着更重要的影响。因为从出生开始，宝宝所处的环境即是爸妈为其营造的，家庭的不良饮食行为、生活方式直接导致了宝宝不良习惯的形成，其中妈妈对宝宝的影响要比爸爸大，原因可能是对于大多数家庭来说，妈妈是宝宝的主要照看者，宝宝与妈妈在一起的时间较长，所以妈妈对宝宝生活方式和饮食习惯的影响会大一些。

其他，诸如出生体重、早期营养、进食习惯（速度等）、性别差异、爸妈的观念，以及爸妈肥胖对宝宝的影响等因素，都是胖宝宝形成的重要影响因素。

实际上，胖宝宝有很多烦恼。儿童肥胖症已不再被认为是一个良性的状态或仅仅只与外表有关，而是一种与生活方式密切相关，身体脂肪含量过度增生的慢性疾病。它不仅使机体衰弱，而且会危害生命。胖宝宝顶着"胖子""胖墩""胖妞"的帽子，常因体态臃肿、行动不便而不敢参与集体活动和体育运动，肥胖儿童常有易疲劳和嗜睡等症状，以致

上课精神不集中，学习成绩受到影响，常遭到同学的歧视和老师的批评，所以易患心理障碍。胖宝宝也容易患感染性疾病，重度肥胖的宝宝易患皮肤感染，如疥疮、磨擦性湿疹和黑色棘皮病等，睡眠呼吸暂停，承重骨关节的发育异常，如学步推迟、膝内翻或外翻畸形，扁平足，青春期易患股骨骺端滑脱等关节损伤和生殖系统发育不良。

更值得关注的是，儿童期持续肥胖是成年期多种慢性疾病的一个主要危险因素，包括 2 型糖尿病、心血管疾病、高血压、脑卒中、脂肪肝及某些肿瘤，其后果是增加了过早死亡的危险性，以及长期慢性疾病状态引起的生命质量下降和沉重的疾病负担。有资料显示，大约有 60% 的胖宝宝伴有至少一种心血管疾病危险因素，如血压升高、高血脂或高血糖，有超过 25% 的超重胖宝宝伴有两种或两种以上成人慢性病危险因素。

4 怎样避免成为胖宝宝

避免成为胖宝宝，预防重于治疗，防止体重增加比减轻体重更重要。家庭是宝宝的第一所学校，爸妈是孩子的第一任老师，宝宝的卫生知识最主要来自于父母。以家庭为基础的行为干预模式已被公认为是预防和治疗儿童肥胖症较为有效的方法。对胖宝宝生活方式干预的目的是减少儿童延续成人肥胖，防止高危因素，提高生活质量。可通过以下几个方面进行预防：

（1）合理饮食

对胖宝宝的饮食管理应以家庭为单位，家庭环境和爸妈的行为是一个重要的驱动因素，宝宝有较强的仿效性和受引导性，爸妈的不良饮食习惯和生活习惯会直接影响宝宝的行为。国外研究证实，爸妈均肥胖的儿童肥胖发生率是爸妈均正常的 3 倍，爸妈超重或肥胖对儿童肥胖是有重要影响的。宝宝减肥首先要爸妈调整饮食结构，掌握宝宝的不良饮食习惯，合理选择食物。同时合理分配一日三餐，早餐吃全天食物总热量的35%，中餐吃全天食物总热量45%，晚餐吃全天食物总热量的20%。很多家庭晚餐后没有时间户外活动，因此，晚餐最好让宝宝吃得少而简单。宝宝爱吃零食、喝饮料，故家中不备零食。

对儿童饮食的调整，以不会对宝宝的生长造成损害、不影响生长为宜，热能的摄入要适量，切忌过多，以维持体重在一定时间内不增或增加速度减慢。对肥胖儿童根据个体情况制定饮食方案，养成有益于体重控制的良好习惯，使之逐步成为相对稳定的生活方式，这将有利于体重控制的远期效果。

（2）增加运动

肥胖与缺少运动有一定的关系。运动能使能量消耗增多，在合理饮食的基础上辅以运动疗法是减肥的基本手段。肥胖儿童常因运动时气短，动作笨拙而不愿意锻炼，所以运动量宜从小开始，循序渐进，运动量的掌握应以不刺激食欲增加为度。

运动强度达到个人最大氧消耗的50%～60%，或者最大心率的50%～60%，运动脉搏达150次/分。运动频率每天运动1小时，每周运动5天，坚持运动2～3个月，肥胖度会自行下降。长期坚持运动，宝宝将养成每天锻炼的习惯，将有益于健康。

对于运动项目的选择，最好采用一些既促进能量消耗又容易坚持的全身肌肉参加的有氧运动项目，如快走、慢跑、跳绳、打球、爬山等。运动消耗能量，可以抵制过度进食引起脂肪组织的增加。长期规律的运动可提高肥胖者安静代谢率，当运动强度和时间达到一定水平，食物的特殊动力作用改变，体内脂原降低，脂肪的消耗就会增加。

（3）限制看电视、玩游戏

有研究表明，儿童看电视的时间与肥胖的发生率呈正相关。电视对儿童肥胖的影响是双重的，一方面使活动量减少，另一方面大量的食物广告形成诱导，儿童倾向于选择广告中的食品，而水果、蔬菜的摄入减少。有人发现，看电视、玩游戏1小时的儿童肥胖的危险性增加12%，而每天1小时中等到大量的运动使肥胖的危险性降低10%。可见，适时的运动和减少静坐的生活方式，对预防胖宝宝的形成有着重要意义。

（4）心理疏导和行为矫正

一般来说，胖宝宝比较害羞、消极和自卑，因此很有必要对他们进行一些心理卫生教育。对胖宝宝应采取认知疗法，学龄期儿童有一定的认识问题及判断问题的能力，让他们了解一些肥胖的心理社会因素，了解这些因素对控制儿童的体重有着重要作用。这些因素包括对肥胖危害的认识、对节食和控制体重可能遇到困难的认识、体重减轻后的愉快感、对肥胖成因的认识，使之能自觉控制饮食，参加体育锻炼，并让他们能正视自我，消除因肥胖而产生的各种不良心态。

在进行认知疗法的同时还要对他们进行行为矫正，矫正肥胖儿童的不良饮食习惯，改变静逸的生活方式和患儿的不良性格、行为。在胖宝宝考试不理想或遇到不愉快的事时，家长在精神上要给予安慰，良好的情绪能使体内各系统的生理功能保持正常运行，对预防肥胖能起到一定的作用。反之，沉默寡言、情绪抑郁会使生理机能发生紊乱，代谢减慢，加上运动量少，就易造成脂肪堆积，引起肥胖。

（5）培养孩子良好的饮食习惯和生活习惯

良好的饮食习惯和生活习惯，如吃饭细嚼慢咽、不暴饮暴食、不挑食、不偏食、临睡前不进食、不睡懒觉等。鼓励他们多参加集体活动，培养开朗、自信、积极向上的品格。让他们参加一些力所能及的家务劳动，培养爱劳动的好习惯。胖宝宝在了解这些因素的同时，获得家庭和社会的支持，就能使体重达到正常的目标。

（6）转变父母的观念

由于宝宝的生活是由爸妈照料的，爸妈的观念直接决定了他们的抚育行为。儿童尤其是幼儿食物的摄入在很大程度上受爸妈的影响。曾经有人做过一个有关爸妈对自己孩子进行体重评价的调查，在体重正常的孩子中，爸妈认为孩子体重是正常的仅占 56.8%，有 41.9% 的爸妈认为孩子瘦，只有 1.3% 的爸妈认为偏胖，而在超重的儿童中，有 77.9% 的爸妈认为孩子正常，甚至还有 2% 的爸妈仍认为孩子瘦，只有 20.3% 的爸妈认识到孩子偏胖了，在肥胖儿童中，仍然有 23.2% 的爸妈认为孩子体重正常。由此可见，唯恐孩子瘦的父母多，即使超重肥胖了，仍有相对较多的父母认为孩子瘦。在这种认识下，势必会造成喂养过度或强迫进食，使儿童能量摄入过多。由此可见，转变父母的育儿观念显得很重要。

5 如果孩子得了顽固性肥胖症应该怎么办

首先，饮食上要遵循以下四点：

（1）严格遵守和养成"早吃好，午吃饱，晚吃少"的饮食习惯

其中"晚吃少"是减肥的关键！这里有三点必须注意：一是必须吃早饭。不吃早饭的人容易发胖。因为经过一夜睡眠，身体有 10 多个小时一直在消耗能量却没有进食，人体需要含丰富碳水化合物的早餐来重新补充，储藏能量。不吃早餐使人在午饭时出现强烈的空腹感和饥饿感，不知不觉吃下过多的食物，多余的能量就会在体内转化为脂肪。二是中午一定要吃饱。中午不吃饱，晚上必然饿，"晚吃少"就难以做到了。三是晚上一定要做到尽量少吃！而且晚餐不要吃肉食、甜食、油炸食品，喝一些清淡的面汤、米汤就可以，不要喝咸汤。许多减肥成功者不约而同的秘密是：晚上 9 点以后坚决不进食，也坚决不喝水！这是他们保持曲线美的关键。事实的确如此，许多专家表示，过于丰盛的晚餐、夜宵，热量都是无法消耗的。根据人体的生物钟运行，在晚上 9 点后，人体各器官功能已基本处于微弱状态，那也正是积累脂肪的时刻。而我们正常晚餐所吃下的东西需要 5 个小时才能被完全消化掉，这多余

的热量，日积月累会造成皮下脂肪堆积过多，肥胖的命运也就悄然降临了。

（2）坚持晚饭后快步走半小时以上

很多人肥胖的部位主要在臀部和腹部，这样的人有一个共同的特点，要么长期伏案工作，要么不爱活动。长时间坐在办公桌前、计算机前、电视前，多余的热量消耗不掉，就转化成脂肪沉积在腹部和臀部了。所以，要想减肥，必须改掉不爱活动的生活方式，要增加运动，消耗多余的热量。

（3）不吃甜食

蛋白质不会使人发胖，糖类才会使人发胖。因为糖类在体内极易被分解或吸收，是人体热量的主要来源。绝大部分食物中都含有糖，那些糖已经保证了你身体的需要。过多地食用甜食能诱发胰腺释放大量胰岛素，促使葡萄糖转化成脂肪。大部分胖子都有一个爱吃甜食的习惯。要减肥，就尽量不要吃甜食。

（4）进食速度要慢

吃饭时咀嚼次数要多，要细嚼慢咽，这样不仅有利于唾液和胃液对食物进行消化，而且有利于减少进食。食物进入人体，血糖升高到一定水平，大脑食欲中枢就会发出停止进食的信号。过快进食，大脑发出停止进食信号前，就已经吃过量了。所以进食速度要慢，吃饭要以八成饱为宜。

其次，可以通过饮食加运动疗法：

饮食每天供给总热量为1673.64千焦，包括主食米饭（不吃面食），水果及维生素，为期1个月，有人曾对106名患者进行饮食控制，43名患者达到正常体重，血压及血清葡萄糖、三酰甘油、尿酸水平皆低，心电图及视网膜静脉变化也有所改善。再配以合理运动，减肥效果更好。

专家提醒

爸妈对营养知识、育儿知识掌握越多，就越容易找到自家胖宝宝的肥胖原因，从而进行有效的对症治疗，只有这样，宝宝才会拥有健康的身体。

6 小儿肥胖症的预防应从胎儿期开始

防止儿童肥胖症，应从胎儿期入手，加强孕妇营养教育，培养良好的饮食习惯，以减少小儿肥胖症的发生。具体方法如下：

（1）人群一级预防，应加强宣传力度，使人们对肥胖症有正确认识，改变不良的生活方式、饮食习惯和不合理的膳食结构，使人群中肥胖症的危险因素水平大大降低，从而减少肥胖症的发生。提高对危险因素易感人群的识别，并及时给予医疗监督，以控制肥胖症的进展。

（2）"敏感期"预防，在胎儿期第30周至出生后1岁末，人体脂肪细胞有一极为活跃增殖期，称"敏感期"。若肥胖起病在这时期，可引起脂肪细胞增多型肥胖，治疗困难且易复发。所以母亲孕后期应避免增重过多，以防产出巨大儿。婴儿强调母乳喂养，人工喂养时按婴儿实际需要进行适度喂养，生后4个月内避免喂固体食物。

（3）孕期避免妈妈营养过度和体重增加过多。

（4）围产期保健应包括婴儿喂养的指导，强调母乳喂养的好处，给予母乳喂养的具体指导，并宣传过度喂养的危害。在婴儿期，鼓励纯母乳喂养4～6个月。

（5）在生后前4个月不添加固体食物。每月测量并记录体重，如果发现宝宝体重增长过速，要给妈妈及时指导，少给、晚给固体食物，尤其是谷类，代之以水果和蔬菜。

（6）早期要培养宝宝良好的进食习惯，建立规律的生活制度，避免过度喂养和过度保护。

那么，要防止巨大儿的出现，孕妇需要做什么呢？

要均衡摄入营养，由于孕妇的营养状况对胎儿脑组织的发育影响很大，孕早期，胚胎尚小时，增加一些富含 B 族维生素的食物，可以谷物、蔬菜、水果为主。孕中期，胎儿的生长加速，各器官系统处于分化奠定阶段，孕妇的热量消耗和所需要的蛋白质比正常人增加 10% ～ 20%，因此食物要以乳品、肉类、蛋类、豆类、蔬菜、水果为主。孕晚期，处于胎儿骨骼发育、皮下脂肪积贮、体重增加的阶段，孕妇除摄取适当的碳水化合物、蛋白质类食物外，还可适当增加脂肪性食物。另外，还需多食肝、骨头汤、海鲜等食物，从中摄入一些钙、铁、磷等微量元素。此外，要防止巨大儿的产生还要注意以下几点：

（1）孕期科学摄取营养

新生儿平均出生体重保持在 3100 克，这是一个很理想的数字。巨大儿的发生率是可以通过人为努力降低的。日本在 20 世纪 60 年代巨大儿的发生率是 2% ～ 3%，可是到了 20 世纪 70 年代末，巨大儿发生率就上升至 4%。由于加强了孕期营养教育，到了 20 世纪 80 年代中末期，巨大儿的发生率下降至 2%，并持续至今。从日本的经验来看，关键在于观念的转变，孕期并不是吃得越多越好，休息越多越好。

（2）加强孕期营养教育

孕期科学摄取营养，调整生活节奏，这是降低巨大儿发生率的关键。

（3）孕期坚持运动

孕妇参加适当的运动，比如散步、做孕妇保健操，以消耗掉过多的热能，避免营养过剩，形成巨大儿。

（4）做糖尿病筛查

每个孕妇都应该做糖尿病筛查，如果发现妊娠期糖尿病，更应该遵从医生对营养摄取的指导，避免胎儿增长过快，度过一个安全的孕期。

7 学龄前期和青春期如何预防肥胖

学龄前期和青春期的孩子应避免摄入过多甜食，加强体育锻炼，定期监测小儿生长发育情况，并给予营养指导，具体做法如下：

（1）学龄前期预防，养成良好的生活习惯和进食习惯。不要偏食糖类、高脂、高热量食物。养成参加各种体力活动和劳动的习惯。

（2）青春期和青春早期预防，这是一个关键时期。尤其对女孩，一旦肥胖，除了体脂增多，心理上的压力、担忧和冲突也增多。这一时期健康教育重点是加强对营养知识和膳食安排的指导，运动处方训练的指导，正确认识肥胖。

（3）对学龄儿童和青春期少年，胖孩子自我意识和自我控制能力逐渐完善，加强营养教育和健康教育十分重要，宣传营养知识，引导正确的食物选择，鼓励多吃水果和蔬菜，去除或减少饮食中多脂、含糖的食物成分。

（4）每天进行至少30分钟的中等强度的体育运动或体力活动。

（5）控制看电视和玩电子游戏的时间并减轻学业负担。

（6）对已经肥胖和潜在肥胖的儿童要进行包括饮食调整、运动处方、行为改善、追踪监测和临床治疗的综合性干预，但不主张采取饥饿、手术、物理疗法及短期快速减重。

过度肥胖的小儿不但生活异常，并可发生心肺功能不全。到了成年期又易出现高血压、冠心病及糖尿病等并发症。因此，肥胖症的预防应从小加以注意。母亲孕后期就应避免增重过多，以防分娩出生体重过大的巨大新生儿。婴儿出生后应坚持母乳喂养。4～5个月前不喂半固体或固体淀粉类食物。婴幼儿期应定时到儿保门诊进行长发育监测，这样能早期发现过重肥胖倾向，及时加以纠正。自幼养成良好的饮食习惯，执行平衡膳食，对超重小儿要限制食物摄入量，使体重接近于标准范围。儿童少年期特别是青春期容易发胖，若有家庭成员肥胖史及体重增加过快时，宜及早加强饮食指导，膳食要遵循少糖、少油、保证蛋白质和多食水果蔬菜的原则，同时要增加运动量，多承担家务劳动和坚持1～2项体育运动，持之以恒方能见效。还要定期监测体重，防止发生肥胖症。家长肥胖者宜参与饮食治疗，与小儿共餐，能起积极作用。

8 胖宝宝怎样提高免疫力

提高孩子的免疫力无须靠药物或健康食品，以下11招便能捍卫孩子的免疫系统，使其发挥最佳功效：

（1）多喝水

多喝水可以保持黏膜湿润，成为抵挡细菌的重要防线。80磅（约36千克）以下的孩子，一天应喝的水量是每10磅体重250毫升（也就是体重18千克的孩子每天该喝1000毫升的水）。

为了确保健康，应尽可能让孩子理解喝水的重要。上学、外出时让孩子背着水壶，车上随时放一瓶水，规定吃晚饭时每个人都要喝水，让喝水成为一个好习惯，而你也会发现水的另一个好处，即使不小心打翻，也不会弄脏衣物。

（2）不必过于干净

免疫系统能对传染原形成免疫记忆，万一再次遇上，可以很快将其消灭，如果你家太干净，孩子没有机会透过感染产生抗体，抵抗力反而减弱，并可能导致过敏和自体免疫失调。

世界卫生组织（WHO）曾警告，抗菌清洁用品会使微生物抗药性问题更严重，而美国医学会也呼吁大众避免使用含抗菌成分的清洁用品，因这些产品可能是抗药性微生物的来源，只要使用一般肥皂和水就可达清洁的效果。

（3）教孩子洗手

虽然太抗菌、干净无益健康，但仍要培养孩子基本的卫生习惯，尤其在上厕所后把手洗干净，可以防止拉肚子或尿道感染等疾病。

（4）足够的睡眠

睡眠不良会让体内负责对付病毒和肿瘤的 T 细胞数目减少，生病的几率随之增加。专家建议成长中的孩子每天需要 8～10 小时的睡眠，如果你的孩子晚上睡得不够，可以让他白天小睡片刻。

（5）和孩子讨论身体自我治疗的能力

让孩子了解身体具备的自愈力，当孩子感冒或擦伤，一起留意他复原的速度，如此孩子将学会相信自己的身体本能，不致过于依赖药物。一项发表在 2000 年美国风湿病学年会的研究指出，慢性病童的父母如果经常和孩子讨论疾病，强调他们的虚弱，将会让他们更焦虑不安。

（6）多和其他孩子接触

根据 2000 年发表在《新英格兰医学期刊》的研究，13 岁以下的孩子如果幼小时即和较年长的手足，或托育机构里的小朋友相处，日后罹患气喘的几率减少一半。

研究主持人怀特博士指出，透过接触其他孩子，暴露在感染原下，可以刺激孩子的免疫反应，增强他的免疫系统，降低对过敏原起反应而引发气喘的机会。

（7）减糖

有些专家认为，摄取糖分过高的饮食，会干扰白细胞的免疫功能。

（8）补充必需脂肪酸 EFAs（Essential Fatty Acids）

EFAs 能提供细胞膜的重要成分，决定细胞膜的流动和弹性，对免疫细胞非常重要。人体无法自行合成 EFAs，只能从天然食物包括海鲜、蔬果等摄取，如鲑鱼、鲱鱼、沙丁鱼等深海鱼；胡桃、杏仁等坚果；亚麻仁油、葵花油、红花子油内也含有 EFAs。但要注意，某些油，如亚麻仁油要避免高温加工，最好直接加在烹煮好的食物上。

（9）减压

已有研究指出，承受压力愈大愈容易感冒。教导孩子放松的技巧，适当安排活动，别让压力压垮孩子的免疫力。

（10）多吃蔬果

现代孩子容易偏食，营养不均衡会造成肺和消化道黏膜变薄，抗体减少，影响人体防御功能。

柑橘类水果富含维生素 C，能增加噬菌细胞的数量，强化天生杀手细胞活力，建立和维护黏膜、胶原组织，以帮助伤口痊愈。

胡萝卜及其他深橘色蔬果，如芒果、甘薯等富含 β 胡萝卜素，可以在人体内转换成维生素 A。维生素 A 能维持上皮细胞及黏膜组织健全，减轻感染，提高抗体反应，促进白细胞生成，并参与捕捉破坏细胞的自由基。

其他可以滋养免疫系统的蔬果还包括番茄、十字花科蔬菜、大蒜、香菇等。

（11）减少污染是提高免疫力的保证

加拿大卫生组织的调查显示，68%的疾病与室内污染有关，80%～90%的癌症起因与居住环境和生活习惯有关。

这些污染物包括进入室内的大气污染物，如沙尘、灰尘、重金属、臭氧、氮氧化物等。人体自身新陈代谢及各种生活废弃物的挥发成分，如粉尘、皮屑、棉絮、纤维、重金属、体味、各种寄生虫、病菌、病毒、真菌、霉菌等。来自宠物的污染，如气味、寄生虫、细菌、毛、屑。香烟烟雾。建材装饰材料，如甲醛、氨、苯、臭氧和放射性物质氡等。日常生活用品，如化妆品、杀虫剂、喷香剂、清洁剂等。

防止污染的办法：

首先，要定时打开门窗换气。每天至少2次，选择上午9～11点、下午3～5点等空气污染低的时间段，每次不得少于45分钟，保证孩子房间空气流通。

二是多带孩子到空气清新的公园、绿地等处进行户外运动，以增强儿童体质，提高他们的免疫力。

三是家庭装修，特别是孩子居室的装修，要选择绿色环保材料，且在装修半年内避免儿童入住。

四是每星期室内消毒1次，如用食醋熏蒸法，以减少病原微生物的数量。

五是鼓励孩子多吃蔬菜、水果、海带、猪血等具有抗污染功能的食物。

六是坚持体育锻炼，增强孩子机体抗污染的能力。

最后一点是父母不要当着孩子的面或在孩子的居室里抽烟。

专家提醒

现在，市场上有很多保健类药物或食品，自称可以提高儿童的免疫力。这应该说是个好现象，因为说明全社会都普遍关注孩子的问题。但其中不少产品也可能对家长产生误导。许多保健品对可以提高免疫力的描述有言过其实之嫌，缺少严格的科学验证，效果是十分有限的。此外，正如我们前面所述，免疫力低下有不同的类型，不同的类型中每个人受影响的环节也各不相同。在不清楚免疫力低下类型的前提下，盲目使用提高免疫力的药物或保健品一来起不到作用，另外还可能造成不良的后果，诸如破坏免疫平衡、引起身体其他异常改变等。

事实上，绝大部分生理性免疫力低下的儿童并不需要特殊的治疗。只要通过加强和平衡孩子的营养、增进体质锻炼，孩子身体的免疫状况都会得到明显改善，能很快适应环境。对于一些免疫力低下表现较重的孩子，家长的首要任务是在免疫专科医生那里明确孩子免疫力低下的类型，如果不存在先天性或后天继发性免疫力低下，也可以使用一些药物治疗。

特别提醒，父母不要把肥胖当成婴儿健康的标志。如果婴儿出现肥胖倾向，就要到医院去检查，在医生的指导下适当调整饮食，不吃过量的食品，不要偏食谷类、薯类和糖，以免导致体内脂肪过多地积储而发生肥胖。同时，要适当增加婴儿的活动量，可通过做婴儿体操或到室外进行锻炼，以增强体质，并可增加体内多余能量的消耗。

 ## 9 如何预防视网膜色素变性–肥胖–多指综合征

视网膜色素变性–肥胖–多指综合征患者不可能有正常的生活，严重者可致完全失明。男患者可并发性功能低下，女患者出现促性腺功能低下，可呈侏儒状态健康搜索，合并癫痫、锥体外系病变、先天性心脏病、耳聋等。本病病因仍不清楚，参照先天性疾病的预防方法，预防措施应从孕前贯穿至产前。婚前体检在预防出生缺陷中起到积极的作用，作用大小取决于检查项目和内容，主要包括血清学检查（如乙肝病毒、梅毒螺旋体、艾滋病病毒）、生殖系统检查（如筛查宫颈炎症）、普通体检（如血压、心电图），以及询问疾病家族史、个人既往病史等，做好遗传病咨询工作。

孕妇尽可能避免危害因素健康搜索，包括远离烟雾、酒精、药物、辐射、农药、噪音、挥发性有害气体、有毒有害重金属等。在妊娠期产前保健的过程中需要进行系统的出生缺陷筛查，包括定期的超声检查、血清学筛查等，必要时还要进行染色体检查。一旦出现异常结果火罐网，需要明确是否要终止妊娠，胎儿在宫内的安危，出生后是否存在后遗症，是否可治疗，预后如何等。采取切实可行的诊治措施，所用产前诊断技术有：①羊水细胞培养及有关生化检查（羊膜穿刺时间以妊娠 16～20 周为宜）。②孕妇血及羊水甲胎蛋白测定。③超声波显像（妊娠 4 个月左右即可应用）。④X 线检查（妊娠 5 个月后），对诊断胎儿骨骼畸形有利。⑤绒毛细胞的性染色质测定（受孕 40～70 天时），预测胎儿性别，以帮助对 X 连锁遗传病的诊断。⑥应用基因连锁分析。⑦胎儿镜检查，通过以上技术的应用，防止患有严重遗传病和先天性畸形胎儿的出生。

10 肥胖性生殖无能症预后如何

肥胖性生殖无能症的预后，取决于原发病时间的长短，原发病的轻重和治疗效果。及时发现、及时确诊、及时治疗原发性疾病，是治愈本病的关键。在青春前期，一旦在某些疾病之后发生肥胖，就应进一步警惕，针对原发性疾病进行治疗。成年人发现相应可疑的疾病，应立即采取果断措施，以免影响性腺发育，造成不良结局。不论男女，只要出现不明原因的肥胖、生殖系统发育迟缓或发育成熟后发生异常，就一定要看看医生，不可粗心大意，任其发展，更不可默认健壮，遗憾一生。

在积极有效地治疗原发性疾病的同时，还要注重第二性征的精心"培养"。确切地说，本病是一种典型的继发性疾病，即使如此，对原发病所带来的恶果也不能轻视，因为这将决定患者一生的喜怒哀乐。对于女性，应该针对具体病情采取治疗措施，适当补充女性激素，补充甲状腺素。男性则适当补充睾丸素、甲状腺素。这些方案都应在大夫指导下使用。

11 肥胖儿如何预防痛风

首先，预防痛风应该从生活习惯做起。肥胖的朋友要注意减肥，禁食豆苗、黄豆芽、芦笋、香菇、紫菜、动物内脏、海鱼等高嘌呤食物；少吃中嘌呤食物，如肉类、豆类、海鲜；多吃低嘌呤食物，如五谷杂粮、蛋类、奶类、水果、蔬菜。另外，根据体重按比例摄取蛋白质，1千克体重摄取 0.8～1 克的蛋白质，牛奶、鸡蛋因无细胞核，嘌呤含量低，可为主选，避免吃炖肉或卤肉；多吃碱性食物，如海带、白菜、芹菜、黄瓜、苹果、番茄等蔬果，能使组织中沉积的尿酸盐溶解；宜吃高钾食物，如香蕉、西兰花、西芹等，但要注意少用强烈刺激的调味品或香料；多喝水（一天2000毫升左右）；多运动（不宜剧烈运动，走路是种很好的运动方式），不要太劳累，特别是不要熬夜。

其次，如果已经是痛风患者，建议到专业的医院进行治疗，有效控制痛风，不使其恶化、发作。如果疼痛难忍，可以让患者卧床休息，抬高患肢，关节制动，尽量保护受累部位免受损伤。还应消除应激状态，紧张、焦虑、强烈的精神创伤时易诱发痛风，这种时候就要注意平时的休养了。

12 关注肥胖儿的心理健康

肥胖儿童光靠减肥和运动治疗是不够的，家长还应该注意和孩子们倾心交谈，或请心理专家和孩子们交谈。与其对肥胖的孩子狂吼"你别再吃啦"，不如坐下来和孩子交交心，引导他们说出心底的秘密，抚平他们心理的创伤。预防儿童抑郁症要培养儿童活泼开朗的性格，良好的性格能使儿童保持愉快的情绪和健康的心理，这就要求家长和老师注意教育方式和方法，多鼓励，少训斥，忌打骂。对有较明显抑郁症状的儿童可针对病因进行心理治疗，包括个别心理治疗、认知行为治疗和家庭治疗等。病情严重者可在医生指导下，根据主要症状选择合适的药物进行治疗，家长切勿随便给孩子用物。

13 肥胖－换气不良综合征是怎么回事

严重的肥胖者由于脂肪的过度堆积，限制了胸廓和膈肌的运动，使肺通气量不足，呼吸浅快，肺泡换气量减少，造成低氧血症、气急、发绀、红细胞增多、心脏扩大或者出现充血性心力衰竭，甚至死亡，称之为肥胖－换气不良综合征。其表现为睡眠过度，肥胖，睡眠时可出现发作性呼吸暂停，肌肉松弛，皮肤青紫。此综合征可以导致呼吸困难、睡眠质量差、白天疲劳、腿肿和各种其他症状。主要的治疗措施是减肥和保证夜间正常通气（通过持续气道正压等方法）。多数患有肥胖－换气不良综合征的病人伴有阻塞性睡眠呼吸暂停，主要的症状有打鼾、短暂的夜间呼吸暂停、夜间惊醒和过度的日间困倦。困倦感可因高碳酸血症（二氧化碳昏迷）而加重，造成视乳头水肿，而导致视力模糊不清。呼吸暂停一般为 10～20 秒，可长达 2 分钟。发作多在 NREM 睡眠期，脑电图慢波增多。对病情持续监护测定，发现同时有严重的心律失常及高血压。本病病因未明，可能有家族遗传倾向。

本病可通过以下方法治疗：

给予吸氧、呼吸兴奋剂、强心药及利尿剂等对症处理，可以取得暂时效果。而只有严格控制饮食，减少体重，才能出现明显疗效，使心肺功能得以改善。

（1）减肥

减肥的目的是调整饮食结构，合理地吸收各种营养素，保证人的体质状态良好。采取综合性治疗方案，减肥为预防本病的根本措施，减肥后呼吸动力学异常可逆转，症状减轻，通气改善，睡眠呼吸暂停发作减少。减少能量摄入，增加热能消耗，饮食和运动疗法是主要措施。饮食治疗时应严格控制总热量。食物中宜保证适量含必需氨基酸的动物性蛋白（为总蛋白量的1/3），蛋白质摄入量每天每千克体重不少于1克。脂肪摄入量应严格限制，同时应限制钠的摄入，以免体重减轻时发生水钠潴留，并对降低血压及减少食欲也有好处。另外，饮食治疗同时，宜鼓励运动疗法以增加热量消耗。

（2）药物治疗

当饮食及运动疗法未能奏效时，可采用药物辅助治疗。药物主要分为六类：食欲抑制剂——中枢性食欲抑制剂、肽类激素、短链有机酸；消化吸收阻滞药——糖类吸收阻滞药、脂类吸收阻滞药；脂肪合成阻滞药；胰岛素分泌抑制剂；代谢刺激剂；脂肪细胞增殖抑制剂。

（3）改善通气

采用气管切开等方法使低氧血症、二氧化碳潴留及肺心病得到改善。

（4）吸氧

低浓度氧吸入可改善缺氧及心力衰竭，避免用高浓度氧，否则可致肺泡通气不良更严重。

（5）防治呼吸道感染

呼吸道感染常是本病发展为急性呼吸衰竭及造成死亡的直接原因。

（6）抗凝治疗

防治血栓形成及栓塞。

（7）控制肺心病

对心力衰竭及呼吸衰竭进行积极有效治疗。

（8）手术治疗

胃或小肠通路改道术、下颌骨牙床钢丝固定术、迷走神经切断术对减肥有效，但副作用大，甚至有危险，故难以被接受和推广。

专家提醒

这是一种特殊的肺心病，若不及时发现和抢救呼吸衰竭、心力衰竭，则可致死亡，病死率可达25%。积极对症治疗和减轻体重可使病情好转。一旦体重下降，肺通气和肺换气功能及心脏各种病理指标大多数能够得到改善，少数甚至可以恢复正常。